Candidiasis

Cala H. Cervera
nutricionista ortomolecular

Candidiasis crónica

alternativas

ROBIN
BOOK

Si usted desea que le mantengamos informado de
nuestras publicaciones, sólo tiene que remitirnos su
nombre y dirección, indicando qué temas le interesan,
y gustosamente complaceremos su petición.

Ediciones Robinbook
información bibliográfica
Industria 11 (Pol. Ind. Buvisa)
08329 – Teià (Barcelona)
e-mail: info@robinbook.com

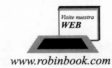

Visite nuestra
WEB

www.robinbook.com

© 2003, Cala H. Cervera.
© 2003, Ediciones Robinbook, s. l., Barcelona.
Diseño cubierta: Regina Richling.
Fotografías de cubierta y solapa: Veturián.
Compaginación: MC producció editorial.
ISBN: 84-7927-654-1.
Depósito legal: B-16.179-2003.
Impreso por Limpergraf, Mogoda, 29-31 (Can Salvatella),
    08210 Barberà del Vallès.

Impreso en España - *Printed in Spain*

Advertencia

El contenido de este libro es puramente informativo.
No debe interpretarse como sustitución del tratamiento
de un terapeuta o médico. La autora queda exenta de
responsabilidades ante cualquier problema de salud
que pueda derivarse de la aplicación incorrecta,
sin asesoramiento profesional, de los consejos
recomendados en este libro.

Introducción

A mi tía Teresa

Hace 14 años escuché en Londres, por primera vez, la palabra *candidiasis* y jamás me imaginé que esa palabra, vacía de significado entonces, tendría tanta importancia en mi futuro.

Por aquella época mi tía empezó a manifestar unos síntomas muy extraños que ningún médico supo diagnosticar. Al no encontrar ayuda para resolver sus problemas, empezó a leer y a investigar por su cuenta. Un día llegó a casa con un libro sobre la candidiasis crónica, titulado *The Yeast Connection*, del doctor William Crook, y al leerlo supo que había encontrado una solución a su problema.

A partir de ese día su alimentación empezó a ser distinta. La cocina de su casa se llenó de suplementos nutricionales y de extrañas sustancias antifúngicas. Pasaron los meses y mi tía fue mejorando. Por supuesto, hubo altibajos, días buenos y otros no tanto, y así, experimentando con la alimentación y con los nutrientes y antifúngicos, poco a poco fue recobrando su salud. Ahí terminó la aventura de la candidiasis para mí.

Unos años más tarde, volví a encontrarme, una vez más, con esta curiosa palabra. Fue a través de unos seminarios y clases sobre la candidiasis en el Institute for Optimum Nutrition, [1] donde cursé mi carrera de nutrición ortomolecular. En esos seminarios, impartidos por Erica White, entendí todos aquellos síntomas que había estado sufriendo mi tía y todos aquellos suplementos nutricionales y antifúngicos que había tomado durante meses. Los seminarios fueron increíblemente reveladores: aprendí, entre muchas otras cosas, que la candidiasis intestinal crónica apenas era reconocida entre la profesión médica y, por ello, muchísimas personas, al no ser diagnosticadas, se convertían en pacientes crónicos. Me dí cuenta de que probablemente conocería a muchos de esos pacientes en mi futura consulta.

Erica White hablaba desde la experiencia porque ella misma durante años había sufrido candidiasis crónica sin saberlo. Llegó a estar postrada en una cama durante mucho tiempo, incapaz de hacer vida normal. Ante el sentimiento de impotencia y la poca ayuda que los médicos le pudieron proporcionar (ninguno encontraba explicación a su malestar) empezó a investigar sobre sus síntomas. Lentamente fue diseñando un programa de alimentación y suplementos nutricionales, el cual, sin embargo, tardó mucho tiempo en empezar a darle resultados positivos (hoy, afortunadamente, sabemos más cosas sobre la candidiasis, y los tratamientos actuales consiguen efectos positivos en muy pocas semanas). Aún así, ella intuía que iba por buen camino.

1. Instituto de investigación de temas de salud y nutrición fundado en Londres, en 1984, por Patrick Holford, autor de *La biblia de la nutrición óptima*, Ed. Robinbook, Barcelona, 1999.

A pesar de la lentitud con la que su salud se iba recuperando, no solamente logró mejorar al 100 %, sino que a los cincuenta y pico años empezó a estudiar nutrición ortomolecular, y hoy es una de las terapeutas más conocidas en el Reino Unido por su experiencia en el tema de la candidiasis.

Cuando terminé la carrera, empecé a trabajar como nutricionista ortomolecular y efectivamente, tal y como había imaginado unos años atrás, conocí a muchos pacientes que, sin ninguna duda, sufrían de candidiasis crónica, en la mayoría de los casos sin saberlo. Mi interés sobre esta enfermedad «fantasma» tan incomprendida e ignorada, empezó a crecer. Leí y releí todos los libros que encontré sobre la candidiasis y atendí todos los seminarios y conferencias que pude durante mi larga etapa en Londres.

Al cabo de 11 años de mi aventura inglesa regresé a Barcelona. Lo primero que hice para ubicarme fue investigar cómo estaba el tema de la medicina natural y, más concretamente, la nutrición ortomolecular. Para mi sorpresa, esta terapia apenas se conocía aquí en España, así que decidí escribir un par de artículos que ofrecí a diversas revistas de salud, con el objetivo de dar a conocer esta maravillosa terapia, tan gentil y tan sencilla. La reacción del público ante los artículos publicados fue excelente. En vistas del interés empecé a publicar mensualmente. Un día, le ofrecí a la redacción de la revista con la que colaboraba, un artículo sobre la candidiasis crónica. Me respondieron que no les interesaba porque consideraban que era un tema demasiado especializado y con poco interés para el lector general. Me di cuenta de que el concepto que tenían sobre la candidiasis estaba limitado únicamente a la candidiasis vaginal (el mismo concepto erróneo que todavía hoy se tiene de ella). Les insistí en que leyeran el artículo antes de decidir, ya que el tema era mucho más complejo y común de lo que imaginaban. Les envié el artículo y al cabo de poco rato me llamaron diciéndome que habían decidido publicarlo.

El artículo salió publicado en noviembre del año 1999, y hasta la fecha estoy recibiendo llamadas de personas explicándome que al leerlo se han sentido totalmente identificadas con este desequilibrio que desconocían, y que por fin, encuentran explicación a sus síntomas.

Desde entonces muchas personas han viajado desde Canarias, Lugo, Madrid, Oviedo, Mallorca, y otros puntos de España, haciendo enormes sacrificios para venir a Barcelona, a la consulta, y poder hacer un tratamiento para la candidiasis.

Cada vez que he recibido a estas personas, y he escuchado sus historias personales, sus interminables visitas a hospitales y médicos, su imposibilidad de trabajar, de disfrutar de la vida... se me ha encogido el corazón y me he helado pensando en cómo es posible que un desequilibrio tan común y tan «solucionable», pueda causar tanto sufrimiento; cómo es posible que entre los médicos no se contemple más la candidiasis crónica como origen de muchos de los síntomas de sus pacientes; cómo es posible que se desconozca que el origen de la candidiasis es, casi siempre, intestinal; cómo es posible que los laboratorios no tengan pruebas

. o análisis más eficaces y fiables para detectar su crecimiento intestinal... Con lo fácil que sería, si existiese
más conciencia de la candidiasis crónica, que las personas pudieran tratarse a tiempo en su población, en su
barrio, con su médico. Así evitarían convertirse en pacientes crónicos.

Muchos médicos hoy en día niegan la candidiasis
intestinal crónica, y con ello están negando el sufrimiento de muchas personas que la padecen. Yo les in-
sisto a mis pacientes que les expliquen o lleven información a sus médicos sobre este desequilibrio (a pesar
de las reacciones que se puedan encontrar). Así, poco a
poco y entre todos iremos abriendo camino y comple-
tando el rompecabezas de la candidiasis crónica.

Por supuesto, y afortunadamente, también existen
cada vez más, médicos abiertos a nuevos conceptos e
interesados no sólo en la enfermedad sino, también, en
la salud de sus pacientes. No olvidemos a médicos tan
fantásticos como el doctor William Crook, el doctor
Orion Truss y el doctor Jeffrey Bland, entre otros, pio-
neros en el mundo de la medicina natural y, más concretamente, en el conocimiento y tratamiento de la
candidiasis crónica. Pienso que una medicina verdade-
ramente eficaz, y por la que debemos luchar, debe
mezclar el estudio de la enfermedad (misión de la medicina alópata) y el de la salud (misión de la medicina
natural), y, sobre todo, trabajar en equipo.

Desde la primera vez que oí la palabra «candidiasis» hasta hoy, han pasado muchas cosas en mi vida.
Entre ellas, este libro: mi humilde contribución a un
mejor conocimiento de la candidiasis crónica, fruto de

la generosidad y sinceridad de todos mis queridos pacientes, que tanto me han enseñado durante estos años.

Barcelona, primavera de 2003

LA CANDIDIASIS CRÓNICA Y SU TRATAMIENTO

Candidiasis crónica

Si llevas tiempo sufriendo de síntomas inexplicables que aparecen y desaparecen, que empeoran en otoño e invierno, que se agravan cuando usas productos de limpieza, con los perfumes o el humo de los cigarrillos, si te han hecho todo tipo de pruebas y análisis y no aparece nada, si te han etiquetado de hipocondríaco/a... probablemente sufras de candidiasis crónica.

Antes que nada, no te dejes etiquetar como hipocondríaco o hipocondríaca. Muchas veces este término lo emplean algunos médicos y terapeutas cuando no encuentran la solución a tus síntomas y malestar. Es muy peligroso aceptar este etiquetado ya que se le fuerza al paciente a que aprenda a ignorar sus síntomas, convirtiéndolo en un conformista víctima de un estado «mediocre» de salud. Éste es el típico paciente que puede hacer una vida normal, pero sólo a un cincuenta por ciento (con suerte) de sus posibilidades. Y no sólo esto, sino que con esta actitud se puede estar ignorando un problema que con el tiempo puede causar serios problemas de salud.

El enfoque de este libro parte del punto de vista de la nutrición ortomolecular. Aunque esta terapia en muchos lugares todavía se confunde con la dietética y es considerada por muchos como una terapia para perder peso, su poder terapéutico va mucho más allá. La nutrición ortomolecular se dedica al estudio y favorecimiento de la salud (su objetivo principal), en contraposición con la medicina alopática, que estudia la enfermedad. Ambos polos son igualmente importantes y necesarios para el bienestar del ser humano.

Sin embargo, caemos en un error al pensar que la ausencia de enfermedad es sinónimo de salud. Cuando tomamos un antibiótico para tratar una infección y nos «curamos», automáticamente creemos que ya estamos sanos. Sin embargo, entre la ausencia de la enfermedad y la verdadera salud óptima hay un abismo, y el objetivo de la nutrición ortomolecular es, precisamente, acercanos lo más posible a este estado de energía, vitalidad y armonía con nosotros mismos y con la vida, que es sinónimo de salud.

Cuando una persona alcanza su estado óptimo de salud, instintivamente sabe cómo comportarse para preservarlo. Esto hace que la persona opte voluntariamente por una alimentación y unos hábitos de vida sanos. Ésta es la verdadera prevención.

La nutrición ortomolecular consiste en proporcionarle a las células los nutrientes adecuados y en las dosis adecuadas para que funcionen lo mejor posible. Es una terapia que, ante todo, respeta la individualidad bioquímica de la persona. Esto significa que no trata la enfermedad sino al individuo enfermo, y no se basa en combatir la enfermedad sino en potenciar la salud. Así pues, dos personas con candidiasis crónica siempre serán tratadas respetando esta individualidad. Por ejemplo, un paciente es posible que necesite una dieta rica en proteína, alimentos cocinados y vitamina C y zinc y, en cambio, otro, con los mismos síntomas, puede necesitar más carbohidratos, alimentos crudos, y nutrientes como la vitamina A y biotina. Debido a esta individualidad bioquímica, resulta difícil escribir libros, porque en éstos tenemos que hablar irremediablemente en términos generales. De todas formas, teniendo esto en cuenta, este libro expone las pautas generales para el tratamiento de la candidiasis crónica, que, aunque generales, son indiscutiblemente eficaces.

A pesar de que la candidiasis crónica fue reconocida en EE. UU. al principio de los años ochenta a través del trabajo de Orion Truss y, seguidamente, de William Crook, ni el público ni la profesión médica tenían una idea de la magnitud del problema. Hoy día, después de años de investigación y estudio, el tema de la candidiasis sigue siendo ignorado por muchos profesionales de la salud. De hecho, la candidiasis ha sido severa e injustamente criticada por muchos médicos alópatas, e incluso hasta por algunos terapeutas de medicina natural. Se critica y dice de ella que es una enfermedad de moda por el hecho de que es diagnosticada y evaluada demasiado a menudo, a pesar de que las pruebas de laboratorio para su diagnóstico suelen resultar negativas.

Es indudable que la candidiasis está adquiriendo un gran interés por parte del público en general, sin embargo, los médicos parecen haber ignorado este desequilibrio. Cuando he dado charlas sobre este tema me he encontrado con un público mayoritariamente formado por personas que sufren de candidiasis, y, en contraste, con muy pocos médicos. Evidentemente, las personas que sufren de candidiasis y son ignoradas por la profesión médica, no tienen más remedio que buscar por su cuenta una solución a sus problemas de salud. De hecho, en países como EE. UU. e Inglaterra los propios afectados han creado interesantísimas asociaciones sobre la candidiasis, con el fin de divulgar e investigar sobre esta enfermedad «fantasma».

Negar la candidiasis equivale a negar el sufrimiento de una gran cantidad de personas que la padecen. El hecho de que algunos profesionales de la medicina no crean en esta enfermedad, confirma que en el campo de la medicina y salud hay personas tan estrechas de miras como en cualquier otra profesión, y que la carrera de medicina o de terapias naturales aporta conocimientos pero no educa ni la sensibilidad, ni la curiosidad, ni la humanidad del que la estudia.

La historia del ser humano está llena de etapas donde han predominado distintas enfermedades. Esto no es ningún misterio: la higiene, alimentación, e incluso los acontecimientos socio políticos como, por ejemplo, las crisis económicas o guerras, han influido en el desarrollo de enfermedades y en el desequilibrio de la salud de la población. De igual manera, no podemos negar que la candidiasis es un mal de nuestro tiempo. Es un desequilibrio fruto de nuestro estilo de vida moderno: jamás hemos tenido tanta abundancia de comida y, a la vez, hemos estado tan desnutridos como hoy en día, y jamás hemos tomado tantos antibióticos y hormonas sexuales sintéticas (a través de fármacos y de la carne que comemos) y cortisona como en la actualidad. Precisamente, estos factores que veremos más adelante son algunos de los más importantes en el desarrollo de este desequilibrio.

Cuando hablamos de la candidiasis es de vital importancia diferenciar entre dos grandes grupos de personas que la sufren.

Por un lado, está el grupo de aquellos individuos que han sido diagnosticados. Éstos incluyen, principalmente, personas con cándidas vaginales y/u orales; las que sufren de enfermedades autoinmunes; las que están recibiendo quimioterapia; y las que sufren de diabetes. En estos casos, la manifestación candidiásica es muy clara. Sin embargo, los tratamientos médicos únicamente se encargan de «calmar» los síntomas, pero no de resolver el problema definitivamente. Esto hace que los síntomas vuelvan a aparecer intermitentemente, tal vez de por vida.

Por otro lado, está el grupo de personas no diagnosticadas, que suele ser la mayoría de las que sufren de candidiasis crónica. Este grupo se caracteriza por presentar una sintomatología muy extensa, confusa, cíclica y recurrente, pero, sin embargo, las analíticas y pruebas de laboratorio suelen ser normales. Estas personas pueden llevar una vida relativamente normal, a pesar de que siempre se sienten por debajo de sus posibilidades. Debido a esta falta de diagnóstico, y, por consiguiente, a la ausencia de tratamiento, la candidiasis suele hacerse crónica.

Este libro puede ser útil tanto para las personas que han sido diagnosticadas, pero a las cuales los tratamientos médicos alopáticos no les acaban de resolver el problema definitivamente; como para aquellas personas que sospechan que sufren de esta enfermedad y, sin embargo, no han sido diagnosticadas.

La candidiasis produce muchísimos síntomas que pueden arruinarle la vida a una persona, y que por falta de información e investigación todavía no se le está dando la atención e importancia que merece. Es fundamental que los médicos y terapeutas aprendamos a reconocerla, diagnosticarla y tratarla. Por otro lado, también es fundamental que los pacientes se interesen y aprendan más sobre su propia salud y su organismo, así evitarán caer en manos de médicos y terapeutas insensibles, mal informados y prepotentes.

¿Qué es la candidiasis?

La candidiasis es una infección causada por una levadura de la familia de las Cándidas. Existen unas 150 especies de cándidas distintas, por ejemplo: *Cándida albicans*, *Cándida kruse*, *Cándida glabrata*, *Cándida tropicalis*, *Cándida parapsilosis*, etc. Sin embargo, parece ser que la cándida más estudiada hasta ahora, la que más abunda en nuestro organismo y de la que más se sabe, es la *Cándida albicans*.

Las levaduras están presentes en nuestro organismo desde poco después de nacer y viven en armonía con nosotros. Se encuentran en la piel, y en el aparato digestivo y genitourinario. Su función es mantener un pH sano, sirven de alimento y equilibrio para nuestra flora, absorben metales pesados para evitar que éstos entren en cantidades peligrosas a la sangre, y nos ayudan a degradar restos de carbohidratos mal digeridos.

La flora intestinal y vaginal junto con el sistema inmunitario nos ayudan a mantener estas levaduras bajo control. Sin embargo, existen una serie de factores que pueden afectar negativamente este sistema de control de nuestro organismo, causando un crecimiento excesivo de estas levaduras y, por consiguiente, la enfermedad. Las causas más comunes del desarrollo de la candidiasis son:

Exceso de azúcares o carbohidratos refinados en la dieta

Los azúcares incluyen el azúcar blanco e integral, miel, siropes, melazas, dextrosa, sacarina, fructosa, etc.; y los carbohidratos refinados incluyen el pan, pasta, harina no integral, arroz, pizza, bollería y pastelería. Cuando hablo del pan, también me refiero al integral (o también conocido por «de régimen») que se encuentra en panaderías. Este pan suele estar hecho de harina refinada mezclada con salvado de trigo, el cual es uno de los irritantes más agresivos del intestino.

El consumo de estos productos es un factor principal para el desarrollo de la candidiasis, ya que tanto el azúcar como los carbohidratos refinados aumentan desproporcionadamente los niveles de glucosa en la sangre.

La glucosa es uno de los alimentos favoritos de las cándidas. De hecho, y como veremos más adelante (ver «Ansiedad y ataques de pánico causados por hipoglucemias reactivas»), uno de los problemas más comunes que sufren las personas con candidiasis son las hipoglucemias o «bajones de azúcar». Esto es debido a que las cándidas obtienen su alimento, tanto a través de los azúcares y glucosa que directamente consumimos, como a través de nuestra propia glucosa de la sangre.

Una persona que durante años ha consumido productos dulces y refinados está más predispuesta a desarrollar candidiasis, sobre todo si además entran en juego otros factores, como los que se exponen más adelante.

Consumo continuo de agua del grifo

El agua del grifo contiene gran cantidad de sustancias nocivas para la salud. Entre ellas están el aluminio, nitratos, residuos de fertilizantes, herbicidas y pesticidas, metales pesados, cloro y flúor.

El cloro destruye la flora intestinal y el flúor, a la larga, parece ser que debilita el sistema inmunitario. Por estas razones, es aconsejable beber agua mineral embotellada, y preferiblemente, se recomienda ir cambiando de marca, con el fin de variar las cantidades de minerales que contienen las diversas aguas embotelladas.

Uso de antibióticos, corticoides y hormonas sexuales sintéticas

Estos tres tipos de fármacos, sobre todo los antibióticos y los corticoides (p. ej. la cortisona), han salvado muchas vidas en numerosísimas ocasiones. Sin embargo, están siendo utilizados exageradamente por la profesión médica. Los antibióticos, por ejemplo, se prescriben para tratar gripes, cuando se sabe que este tipo de fármaco no actúa sobre los virus. La razón detrás de esto es evitar las infec-

25

ciones bacterianas que pueden aparecer durante un proceso gripal. Incongruentemente, nunca se aconseja eliminar el azúcar o un exceso de alimentos dulces, los cuales alimentan a las bacterias responsables de dichas infecciones. Por supuesto que tratar, evitar o aliviar ciertas enfermedades con la alimentación no es tan rentable para la industria farmacéutica como vender medicamentos. Las compañías farmacéuticas son la principal fuente de información de los médicos, y, a su vez, éstas dependen de ellos para hacer crecer su negocio. No es de extrañar que la mayoría de los médicos no sepan que el dulce alimenta las bacterias.

Los antibióticos afectan negativamente el equilibrio interno de la persona haciéndola más propensa a enfermedades crónicas. La misma palabra lo indica, anti = contra, biótico = relativo a la vida, los antibióticos inhiben el crecimiento de microorganismos, sean estos perjudiciales o beneficios para la salud. Sin embargo, contradictoriamente, no ejercen ningún efecto destructor sobre las cándidas. Esto significa, que al quedar destruida la flora intestinal, la cual se encarga de controlar el crecimiento de las cándidas, éstas automáticamente son libres de crecer y reproducirse incontroladamente.

Los corticoides, por otra parte, actúan deprimiendo el sistema inmunitario. Por otro lado, las hormonas sexuales sintéticas (píldora anticonceptiva y tratamiento hormonal sustitutivo para el tratamiento de la menopausia), entre otros efectos secundarios, destruyen nutrientes vitales para la salud del sistema inmunitario. Por ejemplo, uno de estos nutrientes es la vitamina B_6, la cual es fundamental para producir linfocitos, antígenos y mantener los tejidos linfáticos sanos.

Embarazo

Durante esta etapa los niveles de la hormona progesterona aumentan con la finalidad de mantener el revestimiento del útero y preparar las glándulas mamarias para producir leche. Sin embargo, unos niveles altos de progesterona inducen a las glándulas endometriales (las glándulas que se encuentran en el revestimiento interno del útero) a producir glucógeno (o, en otras palabras, glucosa almacenada). El glucógeno, al ser un glúcido favorece el crecimiento de las cándidas vaginales.

Por otro lado, unos niveles altos de progesterona pueden provocar resistencia celular a la insulina. Esta hormona es necesaria para bajar los niveles de glucosa de la sangre. Como Leslie Kenton explica en su libro *The X factor diet*, este proceso es similar a una llave (insulina) entrando en una cerradura (receptor celular). La insulina entonces se encarga de «escoltar» a la glucosa hasta dentro de la célula donde será quemada y convertida en energía. Sin embargo, si la llave (insulina) no puede entrar en la cerradura (receptor), la glucosa no podrá ser transportada a la célula, dando lugar a unos niveles altos de glucosa en la sangre. Éste es uno de los motivos por lo que algunas mujeres, durante el embarazo, desarrollan «diabetes del embarazo». Por otro lado, y como ya hemos visto antes, la glucosa alimenta a las cándidas.

27

Estrés continuo

El estrés pone en marcha el sistema nervioso autónomo (SNA) y las glándulas suprarrenales (situadas encima de los riñones). Estas glándulas producen diversas hormonas que, entre otras funciones, nos ayudan a enfrentarnos a las situaciones de adaptación (estrés) que la vida exige. Si el organismo sufre de estrés prolongado, las glándulas suparrenales serán estimuladas para producir, principalmente, la hormona cortisol. Esta hormona, aunque necesaria en ciertas dosis, en exceso puede producir un sinfín de desequilibrios en el organismo. Entre ellos, disminuye la capacidad inmunitaria del organismo, dando lugar a alergias e infecciones (como la candidiasis); destruye la flora intestinal, favoreciendo el crecimiento de bacterias y levaduras (como las cándidas); y disminuye la producción de las Inmunoglobulinas A intestinales, o en otras palabras, la primera línea de defensa inmunitaria en el intestino.

Inmunidad baja

El sistema inmunitario es el encargado (entre otras funciones) de controlar el crecimiento de las cándidas o de cualquier microorganismo que habite, regularmente y en armonía, con nosotros.

Es de sobras reconocido por la profesión médica que las personas con enfermedades autoinmunes, o las que reciben tratamientos de quimioterapia, fácilmente desarrollan infecciones como la candidiasis. Entre los pacientes que están sufriendo candidiasis, éstos suelen ser los pocos que reciben tratamiento para esta infección. Sin embargo, en la mayoría de los casos no se contempla la dieta, así que dudo que los tratamientos sean realmente efectivos a largo plazo. Sin embargo, no hemos de olvidar que cuando una persona está seriamente enferma de SIDA o cáncer, es un gran alivio lograr la mejoría de unos síntomas causados por su propia enfermedad, aunque el tratamiento no sea el ideal y no logre resolver el problema de raíz. En estos casos, una mejoría, aunque temporal, no sólo es bien recibida, sino necesaria para la salud física y emocional del enfermo.

Sin embargo, hay muchas personas que desarrollan candidiasis debido a un sistema inmunitario deficiente o deprimido, y esto no es sinónimo de sufrir de una enfermedad autoinmune. De hecho, hay muchísimas personas con una inmunidad relativamente deficiente sin saberlo, porque, al no haber desarrollado ninguna enfermedad, aparentemente parecen estar «sanas». Pero como ya he especificado antes, la ausencia de enfermedad no es sinónimo de salud.

Sin embargo, el sistema inmunitario puede «deprimirse» por un sinfín de factores muy habituales hoy en día. Éstos suelen ser: estrés crónico, mala alimentación, falta de nutrientes (extremadamente común hoy en día, entre personas aparentemente «sanas»), consumo excesivo de tabaco y alcohol, contaminación, falta de descanso, falta de ejercicio moderado, etc.

Normalmente, cuando una persona desarrolla una candidiasis por causa de un bajo rendimiento de su sistema inmunitario, es debido a un conjunto de varias de estas causas señaladas. No es de extrañar, ver como una persona después de pasar un par de meses de muchos estrés, haberse alimentado mal, descansado poco y no haber hecho ningún tipo de ejercicio físico moderado, acabe desarrollando una infección, como una candidiasis.

Disminución de las secreciones digestivas

El ácido clorhídrico (producido en el estómago) y enzimas digestivas (producidas por el páncreas e intestino delgado) se encargan de digerir, principalmente, las proteínas, los carbohidratos y las grasas. La incorrecta digestión de este tipo de alimentos puede causar putrefacción y fermentación intestinal respectivamente. Este fallo en la digestión genera sustancias irritantes para la mucosa intestinal, favoreciendo el desequilibrio de la flora intestinal y el crecimiento de las cándidas.

La falta de acidez estomacal y de enzimas digestivas es tremendamente común entre personas que abusan de sustancias como el azúcar, refrescos, café, carbohidratos refinados, y también del alcohol. Por otro lado, una falta de vitamina B_6 y del mineral zinc impiden la correcta formación de ácido y enzimas digestivas. Los nutricionistas ortomoleculares solemos comprobar día a día en la consulta, que la mayoría de las personas a las que tratamos presentan deficiencia de estos dos nutrientes, entre otros. El uso de fármacos como la píldora anticonceptiva, el estrés, el consumo de té y café, y los alimentos refinados, por mencionar unos cuantos, son factores básicos de la deficiencia de estos nutrientes. Casualmente las personas con candidiasis crónica suelen usar estas sustancias con regularidad.

Falta de nutrientes

Por mucho que leamos y oigamos que con una dieta equilibrada ya estamos recibiendo los nutrientes que necesitamos para funcionar en perfecta salud, no es cierto. Para empezar, no existe la dieta equilibrada, puesto que no tenemos control sobre las cantidades de nutrientes que contienen los alimentos que ingerimos. Hoy en día, estamos sobrealimentados, pero desnutridos, y aunque tengamos mucho cuidado con lo que comemos y cómo lo comemos, la mayoría de los alimentos que ingerimos no nos aportan los nutrientes necesarios para conseguir un equilibrio bioquímico. Esto es debido, por ejemplo, a una desmineralización de los terrenos de cultivo y/o al tiempo que le toma al producto, una vez recolectado, llegar a las tiendas. O sea, casi seguro corremos el riesgo de estar desnutridos si no tomamos suplementos alimenticios. Por supuesto, sin ellos podemos sobrevivir perfectamente, pero no se trata de sobrevivir sino de vivir con una salud óptima, y para ello es vital que acompañemos nuestra dieta con suplementos nutricionales.

Los antinutrientes (sustancias que nos roban nutrientes del organismo) a los que nos enfrentamos cada día, como son los pesticidas, contaminación, conser-

31

Causas más comunes del desarrollo de la candidiasis

- Exceso de azúcares o carbohidratos refinados.
- Consumo continuo de agua del grifo.
- Uso de antibióticos, corticoides y hormonas sexuales sintéticas.
- Embarazo.
- Estrés.
- Inmunidad baja.
- Disminución de las secreciones digestivas.
- Falta de nutrientes.

vantes, etc, nos obligan a necesitar más nutrientes de los que podemos ingerir con una alimentación sana.

El sistema inmunitario, las secreciones digestivas, el equilibrio de la glucosa y otros factores de vital importancia para el control de las cándidas, necesitan una variada y abundante cantidad de nutrientes para mantenernos equilibrados. Cuando el organismo no recibe todos los nutrientes necesarios y en las dosis adecuadas hablamos de desnutrición celular. Ésta es mucho más común entre nosotros de lo que creemos, y sin duda, es una de las causas principales para desarrollar una candidiasis.

Síntomas de la candidiasis crónica

Los síntomas de la candidiasis son muchos y pueden ser muy variados. Es muy importante saber porqué se producen éstos, para entender mejor este desequilibrio.

Desafortunadamente, hay muchas personas con candidiasis que no han sido diagnosticadas, y, por el contrario, son tratadas como pacientes hipocondríacos, deprimidos y/o ansiosos, a los cuales se les receta antidepresivos o ansiolíticos.

En parte, esto es debido a que, normalmente, la candidiasis se contempla únicamente desde un punto de vista localizado. Por ejemplo, en general con la candidiasis vaginal sólo se tienen en cuenta los síntomas localizados en la vagina; con una candidiasis oral, se presta atención únicamente a los síntomas propiamente de la boca... y, siguiendo esta línea, todos los tratamientos son, únicamente, locales. Sin embargo, la candidiasis hay que analizarla en su conjunto, hay que ir más allá de su manifestación localizada y puntual.

Un factor muy importante, que normalmente suele ser ignorado a la hora de diagnosticar y tratar la candidiasis, es que su origen suele ser intestinal, aún cuando estemos contemplando una candidiasis vaginal, oral o de las uñas.

Las cándidas son organismos dimórficos (tienen dos formas) que pueden vivir y manifestarse como levaduras u hongos. Cuando las cándidas crecen en el intestino pueden cambiar su anatomía y fisiología, pasando de ser inofensivas levaduras a convertirse en micelios micóticos, u hongos. Este nuevo estado es el causante de la llamada candidiasis.

La mayor parte de la digestión y absorción de nutrientes ocurre en el intestino delgado, el cual está cubierto por una mucosa. Ésta produce, por un lado: enzimas digestivas, jugos gástricos y fluído alcalino que permite la digestión; y, por otro lado, contiene vellosidades (diminutas proyecciones de la mucosa) donde ocurre la absorción de nutrientes. Es muy importante, para comprender la dimensión del daño que puede causar la candidiasis, entender que la mucosa intestinal es de vital importancia no sólo para permitir la nutrición e hidratación del organismo, sino también para impedir que sustancias no deseables (toxinas, bacterias, metales pesados, químicos, etc) penetren a través de la mucosa intestinal en la sangre.

En estado de levadura las cándidas no son invasivas, mientras que en estado micótico producen rizoides (o raíces muy largas) altamente invasivas que pueden penetrar en la mucosa intestinal. En este estado pueden causar inflamación y excesiva permeabilidad de la mucosa, afectando negativamente la producción de enzimas y jugos para la digestión, al igual que la absorción de nutrientes. Por este motivo, no es de extrañar que las personas con candidiasis presenten una deficiencia nutricional crónica.

Por otro lado, la inflamación y excesiva permeabilidad permiten que ciertas sustancias como químicos producidos por la cándida, proteínas mal digeridas, toxinas y otros cuerpos extraños, traspasen la mucosa intestinal e invadan la sangre. Estos invasores (llamados antígenos) activan nuestro sistema inmunitario. Si la infección por cándidas se hace crónica, el sistema inmunitario se mantiene activado permanentemente, hasta que con el tiempo empieza a agotarse y a trabajar con menos eficacia. Así pues, no es de extrañar que las personas con candidiasis sufran de gripes e infecciones continuas y problemas relacionados con una inmunidad deficiente.

Aparte de la severa alteración que producen las cándidas en la mucosa intestinal, éstas en estado micótico pueden producir 79 productos tóxicos diferentes, como por ejemplo, acetaldehido... Sherry Roger, médica y experta en temas de enfermedades medioambientales, tiene abundante material publicado, absolutamente único e innovador, respecto al acetaldehido. Algunas de las conclusiones a las que han llegado ella y otros investigadores respecto a los efectos negativos de este químico son:

● Favorece la formación de sustancias vasoactivas, como la adrenalina, produciendo síntomas como nerviosismo, pánico, miedo, taquicardias y sofocos.

35

- Interfiere con los receptores del neurotransmisor acetilcolina, una sustancia responsable de la memoria y la transmisión de información entre nervios y músculos.

- Produce histamina, y por lo tanto, inflamación en cualquier parte del cuerpo. La histamina también ejerce un efecto supresor de los glóbulos blancos.

- Bloquea enzimas metabólicas, las cuales son de vital importancia para la formación de neurotransmisores y de otras sustancias imprescindibles como, por ejemplo, prostaglandinas y hormonas.

- Destruye la vitamina B_6, la cual es fundamental para la protección de las membranas mucosas, el fortalecimiento del sistema inmunitario, el equilibrio del sistema hormonal y la producción de ácido clorhídrico y enzimas digestivas.

- Deprime el sistema inmunitario en general.

- Destruye el glutatión y la cisteína, sustancias necesarias, entre otras cosas, para desintoxicar el organismo.

- Reacciona con la dopamina, un neurotransmisor, cuya deficiencia puede causar depresión, insomnio e incapacidad de respuesta ante el estrés.

Por otro lado, las cándidas pueden encajar en los receptores hormonales de las células compitiendo con hormonas. El problema está en que pueden imitar a las hormonas, pero no pueden llevar a cabo las funciones de éstas. Las cándidas también pueden crear receptores de nuestras propias hormonas en sus superficies. Esta intromisión en el sistema hormonal puede causar un bloqueo y desequilibrio en este sistema, y, como resultado, un sinfín de síntomas como síndrome premenstrual, infertilidad, miomas, endometriosis, entre otros.

Algunas cándidas producen la enzima tiaminosa que destruye la vitamina B_1. La deficiencia de esta vitamina puede causar síntomas como dolor muscular, dolor de ojos, irritabilidad, poca concentración, falta de memoria, dolor de estómago, estreñímiento, hormigueo de las manos y taquicardia.

La candidiasis, por otro lado, también impide la conversión de la vitamina B_6 en su forma activa, piridoxal-5-fosfato, lo cual puede causar síntomas como retención de líquido, depresión, nerviosismo, temblores musculares, calambres, falta de energía y piel seca.

Debido al grado de toxicidad en el que se encuentra el paciente con candidiasis, el hígado tiene que filtrar una gran cantidad de químicos y toxinas. Este órgano dispone de dos fases de desintoxicación: la fase 1 y la fase 2. En la primera fase, llevada a cabo por una serie de enzimas conocidas como P-450, en realidad no se eliminan las sustancias tóxicas, sino que se las prepara para ser degradadas y eliminadas. Para que esta fase se lleve a cabo, son de vital importancia los minerales zinc, cobre y magnesio, además de las vitaminas B_2, B_6, B_{12} y ácido fólico. A menudo, en esta fase de preparación las propias sustancias que han de degradarse y eliminarse se convierten, temporalmente, en sustancias muy tóxicas.

Por otro lado, la fase 2 es donde estas sustancias altamente tóxicas son unidas a ciertos nutrientes, como el glutatión, azufre y glicina, para ser desintoxicadas. Sin embargo, como ya hemos visto anteriormente, las cándidas pueden producir inflamación intestinal impidiendo la absorción de nutrientes y, por otra parte, pueden destruir la vitamina B_6 y el glutatión, ambos nutrientes de absoluta necesidad para las dos fases de desintoxicación del hígado.

Ante esta incapacidad del hígado de desintoxicar el organismo, la persona con candidiasis crónica suele sufrir de un estado de autointoxicación constante. Esto puede favorecer o agravar los síntomas de la persona cuando se encuentra en presencia de perfumes, humos u otros químicos inhalantes.

Leslie Kenton en su último libro *Age Power* explica que las cándidas tienen diferentes mecanismos de metamorfosis. Estos microorganismos pueden cambiar de forma y de función de acuerdo con el medio que les rodea. Por ejemplo, existe un tipo de cándida que no tiene pared celular, y así puede viajar libremente por la sangre sin ser reconocida por el sistema inmunitario de los humanos. Cuando encuentra un lugar idóneo para reproducirse, cambia de forma. Esta puede ser una de las causas por las cuales las cándidas suelen manifestarse una y otra vez.

Una vez vista la forma en que funciona esta enfermedad y cómo afecta la salud general de la persona con candidiasis, no es de extrañar que este desequilibrio pueda provocar una larga lista de síntomas. Los más comunes son los que se exponen a continuación.

Síntomas de la candidiasis

- Deseos de comer carbohidratos (pan, pasta, azúcares, bollería, etc.).
- Intolerancia al humo de los cigarrillos.
- Fatiga o somnolencia.
- Depresión.
- Mala memoria.
- Sensación de «irrealidad» o de «flotar».
- Incapacidad de tomar decisiones.
- Sensación de quemazón, hormigueo o entumecimiento.
- Dolor de cabeza o migraña.
- Dolor muscular.
- Debilidad muscular o parálisis.
- Dolor o inflamación de las articulaciones.
- Dolor abdominal.
- Estreñimiento y/o diarrea.
- Distensión abdominal o gas intestinal.
- Quemazón, picor o flujo vaginal.
- Falta de deseo sexual.
- Irregularidades menstruales y/o calambres menstruales.
- Tensión premenstrual.
- Ataques de ansiedad o llanto.
- Manos y pies fríos y/o sensación de frío.
- Irritabilidad.
- Incapacidad para concentrarse.
- Cambios de humor frecuentes.
- Insomnio.
- Mareo o pérdida del equilibrio.
- Sensación de presión en los oídos.

- Picores o sarpullidos crónicos.
- Entumecimiento u hormigueo.
- Indigestión o acidez.
- Intolerancia a ciertos alimentos.
- Mucosidad en las heces.
- Picor anal.
- Boca o garganta seca.
- «Ronchas» o costras en la boca.
- Mal aliento.
- Persistente mal olor corporal que no desaparece al lavarse.
- Congestión nasal.
- Picor nasal.
- Dolor de garganta.
- Laringitis, afonía.
- Tos o bronquitis recurrente.
- Dolor o presión en el pecho.
- Ahogo o dificultad al respirar.
- Necesidad frecuente de orinar.
- Puntos en la visión o visión errática.
- Picor o sensación de quemazón en los ojos u ojos llorosos.
- Frecuentes infecciones de oído o supuración de oídos.

Existen ciertas enfermedades y desequilibrios relacionados con la candidisis crónica. Éstos son:

Enfermedades y desequilibrios relacionados con la candidiasis crónica

- Enfermedad de Crohn.
- Colitis.
- Síndrome del intestino irritable.
- Artritis reumatoide.
- Lupus.
- Esclerosis múltiple.
- Fibromialgia.
- Síndrome de la fatiga crónica.
- Hipotiroidismo.
- Hipoglucemia.
- Depresión y estados de ansiedad.
- Anemia.
- Alergias.

En EE. UU. muchos médicos y terapeutas opinan que el protocolo clínico para la candidiasis presenta tan poco riesgo y costo que debería considerarse en cualquier enfermedad crónica.

Como ya hemos visto, el tema de la candidiasis no se limita a una manifestación de síntomas localizados. Realmente es una enfermedad o síndrome (como algunos expertos la califican) muy complejo que requiere ser analizado y tratado desde un punto de vista global.

41

Es importante recordar que el éxito de su tratamiento es tratar a la persona con candidiasis, y no simplemente la candidiasis.

Diagnóstico

Las pruebas de laboratorio no garantizan un diagnóstico fiable de la candidiasis crónica intestinal. Esto es debido a que en el terreno de la medicina alopática no hay comprensión clara de la candidiasis. Sin un conocimiento claro de ésta, es imposible fijar un criterio para establecer e identificar a pacientes afectados por esta enfermedad. De ahí que las pruebas de laboratorio no sean un método cien por cien fiable.

En mi propia experiencia clínica nunca he visto un paciente con una sintomatología e historial clínico apuntando a una candidiasis intestinal crónica, al cual le hayan dado las pruebas de laboratorio positivo.

Creo que es un peligro fiarse totalmente de estas pruebas, ya que si éstas dan resultados negativos, entonces la enfermedad queda definitivamente descartada, y lo peor es que en el futuro ya no se volverá a contemplar. Esto puede adentrar al paciente en una candidiasis crónica de por vida, a no ser que encuentre un médico o terapeuta que ignore los resultados de las pruebas de laboratorio y decida, de todas formas, iniciar un tratamiento.

En general, la prueba más común que se utiliza en nuestro país para detectar una candidiasis intestinal es el coprocultivo de heces. Los laboratorios, en esta prueba, difieren unos de otros. Para escribir este libro he hablado con distintos laboratorios para ver cómo enfocan este tema. Lo que he encontrando por el camino es una larga serie de contradicciones y de desconocimiento respecto a las cándidas.

Unos laboratorios reconocen que, a no ser que el médico lo especifique, en los coprocultivos no buscan cándidas porque la teoría es que estas levaduras en el intestino no son patógenas. Sin embargo, en mi opinión, es muy difícil que el médico especifique al laboratorio que busque un crecimiento de cándidas intestinales, ya que raramente existe conciencia sobre esta enfermedad entre la profesión médica.

Otros laboratorios dicen que en cualquier coprocultivo buscan cándidas, independientemente de si el médico especifica que se busquen o no. Sin embargo, me pregunto que si es así porqué en mis años de experiencia clínica he tratado cientos de pacientes que han mejorado al tratarles de una candidiasis, en cambio ninguno de ellos ha dado positivo en un coprocultivo de heces. Algo tiene que fallar en este tipo de analítica. Tal vez el fallo radica, como decía anteriormente, en el desconocimiento que se tiene sobre las cándidas en general, sobre cómo viven, cómo se desarrollan y cómo pueden afectar la salud del organismo. Por ejemplo, estuve hablando con una técnico de microbiología de un laboratorio importante de Barcelona que me decía que era imposible que las cándidas desarrollasen rizoides

44

y que no eran microorganismos dimórficos (temas de los cuales he hablado en el capítulo *Síntomas de la candidiasis crónica*). Pienso que debe resultar muy difícil (por no decir casi imposible) encontrar algo sin saber lo que se busca. Esto es lo que creo que ocurre con las pruebas para detectar la candidiasis.

Por otro lado, las pruebas de laboratorio no respetan la individualidad de cada paciente ya que lo que se considera un crecimiento «normal» para un organismo puede resultar patológico para otro.

La mayoría de las células de las cándidas se adhieren a la pared de la mucosa intestinal, por lo cual es difícil que aparezcan en los análisis de heces. Y, en algunos casos, muchas de estas células mueren mientras el especimen se transporta o durante la espera del análisis.

Algunos laboratorios llevan a cabo análisis de sangre para detectar antígenos o anticuerpos de la cándida. Sin embargo, esta prueba, de todas formas poco utilizada, tampoco garantiza un diagnóstico certero, ya que el sistema inmunitario de una persona que lleva sufriendo de candidiasis crónica durante años está agotado y su reacción no es de fiar. En estos casos, es muy común que las analíticas sean negativas.

El doctor William Crook ideó un cuestionario para detectar la candididasis que ha sido utilizado por muchos médicos y terapeutas durante años. Este cuestionario se puede encontrar en su libro *The Yeast Syndrome*. Aunque es un cuestionario de síntomas bastante completo, tampoco garantiza el diagnóstico cien por cien porque el mejor método para diagnosticar la candidiasis crónica es a través de una evaluación clínica y completa llevada a cabo por un médico o terapeuta experto en el tema. Es de vital importancia que se evalúen los síntomas, historial clínico, análisis de la dieta, medicamentos utilizados, estado emocional y hábitos de vida (ejercicio, descanso, etc.), para hacer un buen diagnóstico.

El perfil típico de una persona con candidiasis crónica sería:

- Mujer
- Entre 18 y 60 años.

Síntomas generales
- Cansancio.
- Malestar general.
- Dolor muscular y de articulaciones.
- Hinchazón abdominal.
- Diarrea y/o estreñimiento.
- Depresión.
- Irritabilidad.
- Incapacidad para concentrarse.
- Reacciones alérgicas.
- Molestias vaginales (irritación, quemazón, picor).
- Dolores de cabeza.

Historial clínico actual y pasado
- Frecuentes infecciones (vaginales, oídos, anginas) tratadas con antibióticos.

- Uso de la píldora anticonceptiva o tratamiento hormonal sustitutivo.
- Uso de corticoides para tratar problemas de oídos, piel, alergias o dolores artríticos.
- Épocas de estrés muy fuerte.
- Dieta, durante años, alta en carbohidratos refinados (pan, pasta, arroz blanco, etc.), azúcar, café, refrescos, alcohol, bollería, confitería o pastelería. Por otro lado, baja en proteínas.
- Inactividad física y pocas horas de sueño durante años.

Afecciones o trastornos asociados

- Síndrome premenstrual.
- Psoriasis.
- Síndrome del Intestino Irritable.
- Hipotiroidismo.
- Ansiedad.
- Depresión.

El diagnóstico tendrá en cuenta todo lo mencionado hasta ahora en el libro, y las analíticas servirán para confirmar el diagnóstico, NUNCA para descartarlo.

Personalmente opino que para que la medicina evolucione, y en este caso concreto para que la candidiasis sea más entendida, reconocida y mejor diagnosticada, es absolutamente necesario que los médicos y terapeutas aprendamos a escuchar al paciente. Es totalmente inconcebible que a una persona se le nieguen sus síntomas simplemente por el hecho de que éstos no coinciden con las lístas de síntomas que aparecen en los li-

bros de medicina (en muchos casos, sin actualizar).
Esto es lo que ha estado pasando durante años con el
tema de la candidiasis crónica. He conocido mujeres
(que han mejorado increíblemente al llevar a cabo un
tratamiento para la candidiasis crónica) que han sido
calificadas de hipocondríacas, histéricas, menopáusi-
cas, obsesivas, depresivas, etc., simplemente por quejarse de unos síntomas que no aparecen en la defini-
ción de candididasis de los libros de medicina. Es una
prioridad que tanto los médicos como los terapeutas de
medicina natural vayamos poniendo al día (a ritmo
más acelerado) los libros de medicina y salud. Todo
esto se puede lograr escuchando atentamente al paciente, abriendo nuestra mente y no cayendo en el abu-
rrimiento, prepotencia y rutina en nuestra profesión
médica o terapéutica.

Tratamiento de la candidiasis crónica

El tratamiento de la candidiasis debe englobar dos puntos principales: su eliminación y su prevención. Para llevar a cabo estas dos fases exitosamente, es importante corregir sistemáticamente las causas que contribuyen al desarrollo de esta enfermedad.

Mi protocolo lo baso en 4 fases básicas:

- **Primera fase: preparación.**
  Dieta antifúngica.
  Ayudas digestivas.
  Suplementos multinutrientes.
- **Segunda fase: eliminación.**
  Antifúngicos.
  Ayuda extra.
- **Tercera fase: equilibrio.**
  Probióticos.
  Suplementos nutricionales específicos.
  Introducción de alimentos.
- **Cuarta fase: reparación.**
  Nutrientes reparadores.

Primera fase: preparación

Es importante seguir esta fase del tratamiento al pie de la letra. Aunque, con la desesperación propia y lógica de la persona que crónicamente se siente mal, es fácil caer en la tentación de saltarse esta fase y pasar directamente a la siguiente: la eliminación de las cándidas. Sin embargo, para conseguir la total recuperación, es fundamental entender que con este tratamiento el objetivo es estimular la propia capacidad de autocuración del organismo y respetar su propio ritmo natural. Es como si sabiendo que una planta crece al regarla, la inundáramos de agua con la esperanza de que así su crecimiento será más rápido. Todo lo contrario: con esta técnica lograremos ahogarla, agobiarla y conseguir que enferme. Algo parecido puede ocurrir si pasamos directamente a la fase «eliminación» sin preparar al organismo previamente. Llevando a cabo este paso aprenderemos (tanto terapeutas como pacientes) que la paciencia es una gran aliada en el proceso de curación.

Es vital que se debiliten las cándidas antes de eliminarlas. De lo contrario, el esfuerzo que tendrá que hacer el organismo durante el tratamiento será mayor. Por otro lado, si se siguen alimentando las cándidas, éstas se mantendrán fuertes y podrán combatir el antifúngico. Con el tiempo, se harán resistentes y cada vez será más difícil tratarlas. Éste es el gran error de los tratamientos alopáticos de la candidiasis: por un lado se aconseja tomar antifúngicos, ya sea en forma de pastillas, óvulos o cremas, y por otro lado, no se aconseja evitar las sustancias y alimentos que nutren a las cándidas. Lo que se consigue es

50

que éstas, con el tiempo, se hagan resistentes y la persona no logre controlar el problema.

La mejor forma de debilitarlas es haciéndolas «pasar hambre»: o sea, a través de la alimentación. Se debe comer para alimentar y fortalecer el organismo, pero, a la vez, evitando las sustancias y alimentos que nutren a las cándidas. En esto consiste la base de un buen tratamiento antifúngico.

La dieta antifúngica consiste en eliminar todos aquellos alimentos y sustancias que puedan alimentar a las cándidas, y, por otro lado, consumir aquellos alimentos que potencien la salud.

La dieta antifúngica es la siguiente (basada en parte en el trabajo del doctor William Crook):

Alimentos y bebidas que se deben eliminar

- **Azúcares** y cualquier comida o alimento con sabor dulce. Los azúcares incluyen azúcar blanco y moreno, miel, siropes, malta, dextrosa, glucosa, sucrosa, sacarina y lactosa. Se encuentran incluidos en el mazapán, chocolate, helados, pasteles, bollería, almíbares, galletas, refrescos, golosinas, cereales de desayuno, ketchup, mostaza, mayonesa, salsas de ensalada, latas de tomate, embutidos, etc.

- **Levadura** y toda la comida que la contenga o que sea derivada de ésta. La levadura incluye el pan, comida rebozada, pizzas, cubitos para el caldo, glutamato monosódico (que se encuentra en la comida china), vitaminas hechas de levadura (a menos que especifiquen que no la contienen), soja disecada (la enriquecida con vitaminas B procedentes de levadura).

- **Malta** y **produtos de malta** que se encuentran en productos como cereales de desayuno, bebidas de cereales y otros sustitutos del café.

- **Productos lácteos** como la leche, yogur, mantequilla, crema, queso, helados, bechamel y cualquier alimento que contenga o le hayan añadido lactosa.

- **Productos fermentados** como bebidas alcohólicas, vinagre, salsa de soja, «picles», salsas de ensalada, miso, tempeh y yogures en general.

- **Fruta** y **zumos de fruta.**

- **Fruta seca** (pasas, higos, ciruelas secas, etc.).

- **Cacahuetes** y **pistachos.**

- **Champiñones** y **setas, patatas, calabaza** y **boniatos.**

- **Té** y **café** (incluido el descafeinado).

- **Especias muy picantes.**

Aunque hay pacientes que no reaccionan negativamente a la fruta fresca, es aconsejable al menos en el primer mes, evitarla hasta ver los primeros resultados del tratamiento.

Alimentos y bebidas que se pueden tomar

- **Carne** roja y blanca. Siempre recomiendo comer carne biológica. Como ya he dicho en capítulos anteriores, los antibióticos y las hormonas sintéticas son dos factores clave en el desarrollo de la candidiasis, y las carnes no biológicas contienen grandes cantidades de estos fármacos. Los animales que son criados en condiciones poco naturales sufren infecciones y enfermedades con frecuencia, y por ello han de ser tratados con antibióticos. Por otro lado, a estos animales se les suministran hormonas sintéticas para que crezcan más rápidamente para poderlos vender antes. Por estas razones, es fundamental que si se consume carne, ésta sea biológica. Al final del libro, en fuentes de información, aparecen lugares donde se puede conseguir este tipo de carne.

- **Pescado.** A pesar de que el pescado tiene mala fama debido a la contaminación del mar, indudablemente las ventajas de su consumo superan sus desventajas. El pescado, sobre todo azul, contiene un aceite (Omega 3) absolutamente necesario y beneficioso para nuestro organismo en general, pero especialmente para la mucosa intestinal y el sistema inmunitario.

- **Huevos.** Al igual que en el apartado de la carne, los huevos también deben ser biológicos para evitar ingerir los fármacos administrados a las gallinas y a los piensos con las que las alimentan.

53

- **Algas.** Las más comunes son las agar agar, arame, hijiki, kombu, nori, wakame y dulse. Se pueden usar en sopas, guisos, ensaladas o pasadas por la sartén. Se cocinan junto con las legumbres y ayudan a que éstas sean más fáciles de digerir.

- **Vegetales** (excepto los champiñones, setas, patatas, calabaza y boniatos). Los vegetales pueden ser consumidos crudos o ligeramente cocidos. Si se cocinan, es mejor hacerlo al vapor y en el menor tiempo posible. Han de quedar ligeramente crujientes. También pueden consumirse en forma de zumos, excepto las zanahorias y la remolacha, ya que los zumos de estos dos vegetales son demasiados dulces para el tratamiento de la candidiasis.

- **Legumbres.** Éstas incluyen lentejas, garbanzos, alubias blancas, rojas y negras, judías pintas, adukis etc. Las personas que no deseen comer proteínas animales, pueden optar por el consumo de legumbres mezcladas con cereales (indicados más abajo). Esta mezcla combina los siete aminoácidos esenciales que componen las proteínas necesarias para nuestra salud.

- **Cereales.** Mi consejo es que se consuman pocos cereales, porque éstos pueden producir fermentación y mucosidad en un intestino desequilibrado. Sin embargo, los que recomiendo, siempre en poca cantidad y de vez en cuando, son la quinoa, trigo sarraceno y amaranto. Éstos son cereales que no suelen producir intolerancias, ni son tan irritantes como los demás cereales para el aparato digestivo. Algunas personas no los utilizan porque no saben cómo se cocinan. Otras, no los conocen. Sea cual sea el caso, el uso y consumo de estos cereales es muy sencillo. Se compran en tiendas de dietética.

La mejor forma de cocinar estos cereales es:

En una olla se añade un poco de aceite de oliva. Se rehoga cebolla, ajo o cualquier tipo de vegetal al gusto. Se añade el cereal y se tuesta un poco junto con los vegetales. Al cabo de unos minutos se añade el agua y se deja cocinar a fuego medio.

Quinoa: la proporción de cereal y agua necesaria es 1 de quinoa y 2 de agua, y la cocción es de unos 15 minutos.

Trigo sarraceno: como la quinoa, la proporción de cereal y agua es 1 de trigo sarraceno y 2 de agua, y el tiempo de cocción es de unos 20 minutos.

Amaranto: la proporción de cereal y agua es 1 de amaranto y 1 ½ de agua, y el tiempo de cocción será de unos 10 minutos.

Estos cereales se pueden usar también en ensaladas y sopas.

El trigo es el cereal que recomiendo no tomar en absoluto. Es el cereal más irritante de todos y el que peor se tolera. Además su consumo regular puede causar deficiencias de ciertos minerales como el zinc, entre otros. Los demás cereales (avena, centeno, maiz, etc.) no los suelo recomendar. Se puede, sin abusar, hacer uso de tostadas de centeno o tortas de arroz (ver más adelante), pero con moderación.

- **Frutos secos** (crudos y sin salar) y **semillas de calabaza, sésamo, lino** y **girasol**. A pesar de la mala fama que tienen entre las personas que quieren adelgazar o hacen régimen, la realidad es que estos nutritivos y deliciosos alimentos no engordan. Todo lo contrario, tanto los frutos secos como las semillas, contienen unos aceites (Omega 6) increíblemente beneficiosos para el metabolismo y para ayudar a perder peso. Se pueden utilizar como postre o para picar entre comidas. Es muy importante conservarlos en la nevera para evitar que se estropeen, ya que los aceites rancios son muy perjudiciales para la salud.

  Una buena forma de consumir las semillas es triturándolas todas juntas (con un molinillo de café) y utilizando un par de cucharadas soperas con las comidas (añadidas a la ensalada, sopa, legumbres, etc.). Es importante utilizarlas **SIEMPRE** en crudo.

- **Tostadas** (crackers) **de centeno** o **amaranto**, **tortas de arroz** o **pan de almendras** (ver receta en *Ideas de comidas*). Al igual que no recomiendo excederse en el consumo de granos y cereales, tampoco recomiendo utilizar las tostadas y tortas regularmente. Sin embargo, si se desean consumir con moderación, las tostadas de centeno y amaranto no son difíciles de conseguir y se mezclan muy bien con cualquier comida. Las tortas de arroz, por el contrario, tienen un sabor más insípido y no combinan tan bien, como las tostadas, con cualquier tipo de comida. Es importante no consumir las tortas de arroz por sí solas, ya que pueden elevar los niveles de glucosa de la sangre. Por este motivo, siempre que se consuman deben mezclarse con algún tipo de proteína (puré de almendras, tofu, jamón serrano, atún, etc.). De todas estas opciones, sin duda, la mejor para el intestino es el pan de almendras.

- **Limón** y **aguacate**. El limón se puede utilizar como sustituto del vinagre en las ensaladas, para hacer limonada natural o para darle sabor a los tés de hierbas.

- **Leche de soja**, **arroz** y **avena**. Estas leches pueden consumirse calientes o bien como refresco. Es importante leer los ingredientes, porque muchas de ellas contienen maltodextrina o zumos de frutas. Una vez más, y puesto que creo que los cereales no son beneficiosos para un intestino irritado, sensible y con cándidas, es mejor no abusar de la leche de arroz y avena.

- **Tofu** y **soja texturizada** (no enriquecida con vitaminas del grupo B). Estos alimentos se pueden utlizar como sustitutos de la carne o pescado. Sin embargo, un exceso de productos de soja puede deprimir la tiroides y ralentizar el metabolismo. No olvidemos que los japones usan mucho la soja, pero, por otro lado, también consumen mucho pescado y algas, que activan la tiroides compensando el efecto de la soja sobre esta glándula.

- **Aceites.** El aceite de oliva debe ser de excelente calidad, prensado en frío y virgen extra. Es el aceite más indicado para cocinar, aunque, por supuesto, también se puede utilizar en crudo. El ácido oleico que se encuentra en el aceite de oliva tiene excelentes propiedades antifúngicas. Además, también contiene fitoesteroles, clorofila, magnesio, vitamina E y carotenos. Su uso regular ayuda a limpiar el hígado.

El aceite de lino, por el contrario, sólamente debe consumirse en crudo ya que al ser un aceite muy inestable, su contacto con altas temperaturas y luz lo convierten en un aceite tóxico a nivel celular. Contiene excelentes cantidades de ácidos Omega 6 y Omega 3, los cuales ayudan a combatir la candididasis. El aceite de lino debe guardarse en la nevera.

Los aceites de semillas de girasol, maíz, sésamo, soja y demás, deben ser consumidos siempre en crudo. Jamás deben cocinarse. Es importante guardarlos también en la nevera y asegurarse de que se consumen frescos y de excelente calidad.

- **Agua mineral embotellada.** El agua es importantísima para la salud. No sólo para transportar nutrientes, lubricar el organismo y regular la temperatura corporal, sino también para ayudarnos a eliminar toxinas. En esta fase del tratamiento, el agua es indispensable para aliviar los síntomas de desintoxicación que aparecen al comenzar este tipo de dieta. Siempre les recuerdo a mis pacientes que al igual que no esperamos a ahogarnos para respirar, tampoco debemos esperar a tener sed para beber. Es importante beber para prevenir la sed, ya que ésta es un signo claro de deshidratación.

La cantidad ideal varía en cada individuo, pero en general 2 litros de agua diarios suelen ser suficientes, principalmente entre comidas. El agua debe consumirse a temperatura ambiente, nunca fría.

- **Especias** (excepto las muy picantes porque pueden irritar aún más el intestino). Las especias ayudan no sólo a darle sabor a la comida, sino también nos aportan sustancias beneficiosas para combatir la candidiasis y sus efectos secundarios. Por ejemplo, el orégano es antifúngico; el jengibre, cilandro y comino ayudan el proceso de la digestión; la cúrcuma tiene propiedades antiinflamatorias, etc.

- **Infusiones de hierbas** y **té verde**. Las infusiones pueden servir como un sustitutivo del café, además de que, al igual que las especias, nos aportan propiedades beneficiosas para el tratamiento de la candidiasis. Por ejemplo, la manzanilla tiene propiedades antiinflamatorias; el boldo ayuda en la digestión aumentando la secreción biliar; el anís calma los dolores intestinales; la tila relaja y puede resultar muy eficaz contra los espasmos intestinales.

Dieta antifúngica

Alimentos NO permitidos	Alimentos permitidos
Azúcares	Carnes
Levaduras	Pescado
Malta	Huevos
Productos lácteos	Algas
Productos fermentados	Vegetales
Fruta y sus zumos	Legumbres
Fruta seca	Quinoa, amaranto y
Cacahuetes y pistachos	trigo sarraceno
Champiñones, setas,	Frutos secos y semillas
patatas, calabazas	Tostadas de centeno,
y boniatos	tortas de arroz y pan de
Té y café	almendras
Especias muy picantes	Limón y aguacates
	Leches vegetales
	Tofu
	Aceites
	Agua mineral
	Especias suaves
	Infusiones y té verde

Algo muy importante a tener en cuenta es la importancia de comer regularmente durante el día. Se deben respetar las comidas principales (desayuno, comida y cena) y también picar algo a media mañana y media tarde, si se desea. Se deben evitar los altibajos bruscos de glucosa en la sangre. La razón es porque las cándidas se alimentan también de esta sustancia, así pues es fundamental que se mantengan unos niveles de glucosa moderados y estables durante el día.

Otro consejo muy importante es no olvidar comer algo de proteína en cada comida (desayuno, comida y cena). La proteína es fundamental para reparar la pared intestinal, producir hormonas y enzimas metabólicas, controlar la glucosa de la sangre, y producir glóbulos sanguíneos, entre muchas otras funciones. Buenas opciones de proteína incluyen: carne biológica, pescado, huevos biológicos, legumbres mezcladas con cereales, algas, productos de soja, frutos secos crudos y semillas.

Durante esta primera fase del tratamiento es muy posible que se produzca un empeoramiento temporal de los síntomas hasta ahora sufridos. O sea, la persona que, por ejemplo, con los años haya tenido tendencia a sufrir de dolores de cabeza y cansancio, al principio tal vez note que estos síntomas se agravan o intensifican. Esto es debido a la desintoxicación que se produce al eliminar ciertas sustancias adictivas (como el azúcar, el café, etc.) y, también, a que las cándidas al «pasar hambre» producen más toxinas de lo habitual.

Es importante ayudar al organismo a eliminar estas toxinas para que los síntomas no sean tan severos. Por eso recomiendo hacer hincapié en beber bastante agua mineral. La cantidad ideal estaría alrededor de los 2 litros diarios. Por supuesto, esta cantidad variará dependiendo del ejercicio físico que haga la persona, su peso y altura, estación del año, etc.

También recomiendo tomar caldos vegetales ricos en azufre como, por ejemplo, cebolla, puerros, ajo, col, coliflor, brócoli, bróquil, coles de Bruselas, lechuga, nabos y rabanitos. El azufre es un elemento muy importante en la fase 2 de desintoxicación del hígado (ver *Síntomas de la candidiasis crónica*) y puede ayudar a aliviar los síntomas que se producen en los primeros días del cambio de dieta.

Es importante, por otro lado, aumentar el consumo de alimentos que estimulen al hígado para poder facilitar la degradación de toxinas. Estos alimentos son: endibias, escarola, alcachofas, berros, quinoa, amaranto, espárragos, alfalfa, manzanilla, hinojo, comino, jengibre, albahaca, romero y piñones.

Para movilizar las toxinas es importante activar la circulación mediante ejercicio suave y moderado (como caminar a paso rápido o nadar tranquilamente).

Por otro lado, durante las primeras fases (que suelen ser las más duras) del tratamiento, no olvidemos descansar. Muchos desequilibrios del organismo se agravan por falta de descanso. Erroneamente muchas personas se sienten culpables cuando descansan. Sin embargo, descansar un rato entre actividades y durante el día es una forma de garantizar un mejor rendimiento físico e intelectual.

En el apartado de la carne y huevos he mencionado la importancia que tiene para el tratamiento de la candidiasis que estos alimentos sean biológicos. Sin embargo, no deberían ser los únicos tratados de forma natural. Siempre que sea posible es importante consumir productos naturales y biológicos, no sólo por sus excelentes beneficios para nuestra salud, sino también porque es nuestro deber hacia el medio ambiente. Creo importantísimo que empecemos a exigir poder comprar productos biológicos en tiendas y mercados. Todos los supermercados disponen de una libreta de sugerencias donde podemos escribir nuestro deseo de comprar productos biológicos en ese establecimiento. Algunas personas opinan que estos productos son muy caros, y precisamente por eso es importante consumirlos, porque cuanto más demanda haya más se reducirán los precios.

Otras personas comentan que los vegetales, por ejemplo, tienen mal aspecto. Estamos acostumbrados a alimentos que han sido manipulados, encerados, abrillantados y «embellecidos» precisamente para captar nuestro ojo, pero este aspecto deslumbrante e invitador no es equivalente a sano, fresco y natural. Tenemos que aprender a comer pensando en nuestra salud y no solamente en la estética. Aunque no resulte muy agradable encontrarse entre los vegetales biológicos gusanitos, caracoles o insectos, no hay mejor indicativo de que el producto es fresco y no contiene pesticidas. ¿Qué animalito podría resistir los cientos de químicos con los que sulfatan las verduras que no son biológicas? En el apéndice *Fuentes de información* proporciono teléfonos de lugares donde se pueden obtener productos biológicos.

Otro aspecto muy importante es la necesidad de comprometerse con esta dieta. El hacerla a medias o el romperla los fines de semana, no sólo no favorece la recuperación sino que la retrasa. Cuando les presento esta dieta a mis pacientes algunos reaccionan con rechazo. Unos me dicen que es demasiado estricta e imposible de seguir;

otros me dicen que cómo van a dejar de beber vino los domingos; otros que cómo van a sacrificar su café con leche de las mañanas; los hay que intentan «pactar» conmigo un compromiso... desafortunadamente, aunque yo sí pueda entender la necesidad de seguir llevando a cabo ciertos rituales en la alimentación, las cándidas no razonan y no entienden. Para ellas, todo es mucho más sencillo: hay comida o no la hay. Por mucho que nos empeñemos en pensar que la copa de vino de los domingos es un placer para el espíritu... las cándidas están recibiendo alimento y crecen; y por muy consciente que seamos de que la fruta es sana y deliciosa... las cándidas reciben fructosa y crecen.

Algunos pacientes regresan al cabo de un mes a la consulta explicándome que los amigos o familiares les han presionado para que comieran un postre o bebieran algo de alcohol, y que no han podido resistirse. Es importante que el paciente entienda que ni debe ni tiene que justificarse delante de ningún terapeuta, porque no somos nosotros los que «imponemos» la dieta, sino su propia salud y la candidiasis. Es el propio paciente quien debe asumir la plena responsabilidad de su tratamiento y entender que las cándidas seguirán produciéndole síntomas y afectándole negativamente la salud mientras las siga alimentando. Nosotros, los terapeutas, tan sólo somos portavoces e intermediarios entre las cándidas y la salud o naturaleza de cada paciente.

Hay pacientes que, ante la presión de su entorno, deciden explicar claramente a familiares y amigos el tratamiento que están siguiendo, con el fin de que éstos respeten los nuevos hábitos alimenticios. Otros, prefieren no dar explicaciones y simplemente se mantienen firmes ante los comentarios y provocaciones del entorno. Los pacientes más extremos deciden reducir los actos sociales, fiestas y celebraciones durante un tiempo. Sea cual sea la forma que uno elija para adaptarse al tratamiento, lo fundamental es entender que la dieta ha de ser respetada plenamente desde un principio.

Ayudas digestivas

Aparte de la alimentación, en muchos casos aconsejo tomar un suplemento para ayudar al hígado a que funcione mejor en esta etapa tan fuerte de desintoxicación. Existen muchos productos destinados a este fin. Sin embargo, uno de mis favoritos es el Total Liver Cleanse de la marca Solaray (ver *Fuentes de información*) porque además de estar compuesto de cardo mariano, diente de león y demás sustancias reconocidas por su capacidad de limpiar y regenerar el hígado, también incluye selenio (componente de la enzima antioxidante glutatión peroxidasa), N-Acetil cisteina, vitamina C y glutatión, que actúan como potentes antioxidantes. Para evitar una desintoxicación fuerte, es mejor introducir este suplemento poco a poco.

Recomiendo tomar una cápsula después del desayuno, durante 5 días. Al cabo de los cuales se puede introducir una segunda cápsula después de la comida y transcurridos otros 5 días se puede añadir una última cápsula después de la cena. Este apoyo al hígado deberá llevarse a cabo durante 1 o 2 meses, según sea necesario.

65

Si la persona presenta dificultades en la digestión, como por ejemplo, acidez, pesadez estomacal, indigestión, gases, dolor estomacal, etc., es importante que tome enzimas digestivas y/o clorhidrato de betaína durante un tiempo (excepto en casos de gastritis o úlceras).

Por lo general, cuando un paciente presenta síntomas estomacales de indigestión, ardor e irritación, el diagnóstico suele ser un exceso de acidez y se le recomienda tomar algún tipo de antiácido, el cual, sin duda, alivia la sintomatología. Sin embargo, en la mayoría de los casos el problema suele ser, por el contrario, una falta de ácido. No olvidemos que la candidiasis destruye nutrientes como la vitamina B_6, la cual junto con el zinc, ayuda a producir enzimas digestivas y ácido clorhídrico. También es importante recordar que uno de los factores fundamentales en el crecimiento de las cándidas es la falta de secreciones digestivas, así la deficiencia de ácido clorhídrico puede ser el detonante principal del desarrollo de la candidiasis. La razón por la cual los antiácidos alivian las molestias aún cuando se trata de una falta de acidez, es que estos medicamentos producen todavía más alcalinidad en el estómago, y el organismo, para compensar, produce ácido. De ahí la «falsa» mejoría que producen.

El clorhidrato de betaína debe tomarse al principio de cada comida. Las dosis dependerán de las necesidades de cada persona y de las indicaciones del producto, aunque normalmente la dosis estándar es una pastilla con el desayuno, comida y cena. Cuando con el tiempo el organismo deja de necesitar esta sustancia (puede variar entre varias semanas o meses) el estómago avisa generando una sensación de calor o quemazón estomacal al poco rato de ingerir la pastilla. Cuando esto ocurre, se debe reducir la dosis, sea cual sea ésta. No se recomienda tomar clorhidrato de betaína en casos de úlcera gastroduodenal o de dolores de estómago o duodeno.

Por otro lado, las enzimas digestivas (mejor si son vegetales porque éstas sobreviven mejor la acidez estomacal) pueden tomarse unos 15 minutos antes de las comidas, o justamente al principio de éstas.

Tanto el clorhidrato de betaína como las enzimas digestivas deben empezar a tomarse en dosis mínimas e ir aumentándolas lentamente en función de las necesidades individuales de cada persona.

Otro aspecto importante es ayudar al intestino en el caso de que la persona sufra estreñimiento. Sobre todo, en esta primera fase del tratamiento que va a génerar toxinas, es de vital importancia que la persona limpie adecuadamente el intestino. Si al cambiar la dieta, y asegurándose de que ésta sea rica en fibra, no se consigue una eliminación diaria recomiendo tomar un suplemento de ayuda. Es importante evitar sustancias irritantes del intestino como la cáscara sagrada, sen, salvado de trigo etc. Por el contrario, se pueden utilizar semillas de *psyllium*, pectina, salvado de arroz o avena. La fibra (ya sea en polvo o en cápsulas) debe tomarse alejada de las comidas con un vaso grande de agua.

Ayudas digestivas

- **Total Liver Cleanse**
  1 cápsula después del desayuno, comida y cena.
- **Clorhidrato de betaína** (Betaína HCl)
  1 pastilla al principio del desayuno, comida y cena.
- **Enzimas digestivas**
  1 pastilla, 15 minutos (aproximadamente) antes, o al principio, del desayuno, comida y cena.
- **Fibra (en pastillas o en polvo)**
  La cantidad indicada que especifique el producto en ayunas.

Suplementos multinutrientes

La mayoría de las personas con candidiasis puede beneficiarse tomando un suplemento multinutriente que incluya todas las vitaminas y minerales necesarias para la salud del organismo. En esta fase del tratamiento no es necesario perfilar las deficiencias nutricionales individuales de cada persona, sin embargo, un multinutriente general ayuda al hígado a llevar a cabo su función de desintoxicación (proceso muy activo en esta fase del tratamiento); a producir energía; y a resolver algunos síntomas menores que pueden ser producto de una deficiencia de nutrientes y suelen empeorar el síndrome de la candidiasis.

El mercado está lleno de suplementos multinutrientes. Sin embargo, es importante escoger uno que contenga unas dosis altas de nutrientes, de lo contrario el efecto en el organismo será mínimo. Dependiendo de la persona y sus necesidades bioquímicas habrá que buscar el suplemento multinutriente que mejor le vaya. Por ejemplo, si la persona presenta síntomas de deficiencia de las vitaminas del grupo B, será importante buscar un suplemento multinutriente que incluya entre 50-100 mg de estas vitaminas; si, por el contrario, la persona muestra carencia de minerales habrá que buscar un multinutriente alto en estos nutrientes, como por ejemplo, alrededor de los 400 mg de calcio y magnesio, 15 de zinc, 200 mcg de cromo, etc; si la persona es fumadora o está expuesta a sustancias tóxicas y contaminantes, es mejor utilizar un multinutriente que incluya (además de vitaminas y minerales) antioxidantes como un complejo de proantocianidina, coenzima Q_{10}, ácido lipoico, etc.

Por otro lado, hay multinutrientes destinados exclusivamente a la mujer formulados para tratar desequilibrios hormonales como menstruaciones irregulares, síndrome premenstrual, ansiedad, «bajones» de energía durante el día, retención de líquidos, entre otros. Estos multinutrientes suelen incluir isoflavonas, dong quai, cardo mariano, etc. También existen multinutrientes especialmente formulados para la salud del hombre. Estos suplementos suelen añadir dosis extras de zinc, vitamina B_{12} y ginseng, entre otros.

Las dosis recomendadas dependerán del producto, y por supuesto, de las necesidades particulares de cada

69

persona. Normalmente, los multinutrientes se deben tomar con el desayuno y/o comida, ya que su ingesta durante la cena puede provocar insomnio.

Algo a tener en cuenta es que al tomar multinutrientes la orina suele teñirse de color amarillo fuerte. Esto es absolutamente normal. Su causa es la excreción de los residuos metabólicos de la vitamina B_2 y significa que el multinutriente se está absorbiendo adecuadamente.

Esta primera fase del tratamiento es fundamental y absolutamente necesaria para tratar una candidiasis exitosa y definitivamente. Hay muchos tratamientos antifúngicos, tanto alopáticos como naturales, que podrían potenciar su efectividad si los médicos o terapeutas aconsejaran este primer paso de dieta, ayudas digestivas y nutrientes a sus pacientes con candidiasis.

Al cabo de un mes de haber empezado la dieta, se puede pasar a la segunda fase: ELIMINACIÓN.

Segunda fase: eliminación

Esta segunda fase, que debe introducirse al cabo de un mes de haber empezado la dieta, es muy importante ya que es cuando se va a eliminar gran parte de las cándidas y cuando va a haber cambios de salud bastante espectactulares. De todas formas, ésta no es una fase fácil porque conlleva muchos altibajos. De esto hablaré más adelante.

Si los síntomas digestivos de indigestión, ardor, pesadez de estómago, etc., han desaparecido al cabo de

un mes de haber empezado la dieta y las ayudas digestivas, es muy posible que en este punto del tratamiento
se pueda discontinuar el clorhidrato de betaína y las
enzimas digestivas, o al menos, reducir la dosis.

La ayuda del hígado es mejor que se mantenga, por lo
menos al principio de la introducción del antifúngico ya
que en esta etapa se producirán muchas toxinas.

El suplemento multinutriente debe seguir tomándo-
se durante esta segunda fase.

Una vez debilitadas las cándidas con el primer paso
del tratamiento, es importante introducir un antifúngico natural que las destruya. Hoy en día existen diversos
productos en el mercado que no causan efectos secundarios y son realmente eficaces.

Las sustancias antifúngicas que mejores resultados
han dado en investigación son el ácido caprílico, sello
de oro, extracto de semilla de pomelo, aceite de árbol
del té, ajo, Pau d´Arco, aceite de orégano y ácido unde-
cilénico, entre otros.

En mi experiencia, los mejores antifúngicos son aquéllos que contienen distintas sustancias antifúngicas juntas. Esto es debido a que no todas las personas y todas las
especies de cándidas reaccionan a la misma sustancia
antifúngica, así, escogiendo uno con ingredientes variados existen más probabilidades de que se acierte en el tratamiento de la destrucción de las cándidas.

Personalmente, en mi consulta suelo usar diversos
tipos de antifúngicos diferentes, siempre dependiendo
de la persona. Mis favoritos son:

- Exspore de la marca Nutri-West.
- Yeast Cleanse de la marca Solaray.
- Candida Forte de la marca Nature's Plus.

Mi criterio para escoger uno u otro depende de los síntomas de cada persona, su estado general de salud, y también su disposición para tomar pastillas, estilo de vida, etc. Por ejemplo, si la persona se encuentra muy mal y tiene que empezar por dosis muy pequeñas, me gusta empezar por el Exspore porque son las únicas pastillas de los tres productos que se pueden partir. De esta forma, la dosis se puede dosificar mejor.

Si la persona tiene problemas para tragar pastillas, por ejemplo, es mejor el Yeast Cleanse (cápsula) o el Candida Forte (cápsula de gelatina blanda) porque aunque son de tamaño grande, por otro lado, se toman mejor que el Exspore.

Por observación, el Exspore es más fuerte que los otros dos productos. No tanto por su composición sino por la reacción que produce en los pacientes que lo han tomado. Es, sin duda, el producto que más reacciones de limpieza y desintoxicación causa de los tres. Los otros dos productos, en mi experiencia, provocan menos reacciones y el proceso de desintoxicación suele ser más suave, aunque no por ello menos efectivo.

El Yeast Cleanse tiene una peculiaridad: contiene árbol del té, el cual es un magnífico antibacteriano, antifúngico y antiséptico. Es el único antifúngico que conozco que contiene esta poderosa sustancia. También contiene, como ingrediente especial y único, raíz de regaliz, la cual actúa como un potente antiinflamatorio. De todas formas, hay que tener cuidado con esta sustancia si la persona sufre de hipertensión, aunque la dosis es lo suficientemente baja (40 mg por cápsula) como para presentar un riesgo. Sin embargo, en caso de hipertensión es mejor consultar con un terapeuta que pueda valorar y recomendar el uso del producto.

El Candida Forte es un producto muy peculiar porque su composición es totalmente distinta a la de otros antifúngicos. No contiene la variedad de antifúngicos utilizados por otras marcas. A cambio, incluye amino ácidos y aceite de cártamo, entre otros ingredientes. Sus resultados también son excelentes.

Sea cual sea el antifúngico que se escoja para el tratamiento, es muy importante introducirlo con mucho cuidado, siempre empezando por la dosis más pequeña y aumentándolo cada 4 o 5 días hasta conseguir tomar la dosis máxima o deseada. De lo contario, si se empieza a tomar desde un principio la dosis máxima se pueden generar muchas toxinas y producir un empeoramiento muy fuerte de los síntomas.

Las dosis que suelo recomendar de los antifúngicos mencionados son las que aparecen en el recuadro de la página siguiente.

Es muy posible que cada vez que se aumente la dosis del antifúngico hasta conseguir la dosis máxima, aparezca un brote de síntomas. Esto es absolutamente normal. Si las molestias son demasiado fuertes, recomiendo no aumentar la dosis hasta sentir que los síntomas hayan desaparecido, e incluso reducir o parar el tratamiento hasta que pase la crisis (en aproximada-

Dosis recomendadas

- **Expore:** 3 pastillas máximo al día:
  1 después del desayuno, comida y cena.
- **Yeast Cleanse:** 6 pastillas máximo al día:
  2 después del desayuno, comida y cena.
- **Candida Forte:** 2 pastillas máximo al día:
  1 después del desayuno y comida.

mente 24 horas los síntomas suelen remitir). Al cabo de unos días se puede volver a introducir el tratamiento pero empezando con una dosis más pequeña.

De entre estos tres productos no podría decir cuál es el más efectivo ni el mejor porque unos pacientes reaccionan extraordinariamente bien a uno y otros a otro. Tampoco sigo un protocolo estricto a la hora de recomendarlos: con un paciente puedo empezar con el Exspore y acabar con el Yeast Cleanse; y con otro, puedo empezar con el Candida Forte y terminar con el Exspore.

Personalmente me gusta ir cambiando el antifúngico, en función de cómo reacciona el paciente, de esta manera se evita el estancamiento durante el tratamiento. Hay terapeutas en EE. UU. que recomiendan 3 o 4 antifúngicos diferentes que el paciente deberá ir rotando cada cuatro días. En mi experiencia, es suficiente con cambiarlo cada 4 o 6 semanas.

Es absolutamente necesario que la persona sea consciente de que puede haber un retroceso momentáneo en su estado de salud. La mayoría de los pacientes me preguntan qué pueden sentir durante el uso del antifúngico. La respuesta es: cualquiera de los síntomas crónicos vividos hasta ahora, incluso aquéllos que no se habían manifestado desde hacía años. Cuando el organismo no puede lidiar con un problema determinado de salud, lo cronifica. O sea, los síntomas que en un principio eran agudos y molestos, pasan a ser crónicos y más «llevaderos». En algunos casos, incluso dejan de sentirse los síntomas. Sin embargo, el desequilibrio sigue estando latente: simplemente, la capacidad del organismo para defenderse no es suficientemente poderosa y el desequilibrio queda instalado en el organismo de forma más discreta pero continua, incluso durante años. Cuando se empieza el tratamiento, el cuerpo recobra vida y fortaleza, es entonces cuando los problemas que en un principio habían quedado cronificados por la incapacidad del organismo de hacerles frente, ahora sí pueden empezar a resolverse. Esto puede causar un empeoramiento de los síntomas y la reaparición de aquéllos que llevaban tiempo sin manifestarse. Hay personas que vuelven a revivir antiguos problemas que eran recurrentes en el pasado, como cistitis, bronquitis, inflamaciones de la piel, etc.

Ayuda extra

A las personas que tienen mucha sintomatología de desintoxicación les suelo recomendar molibdeno. Este mineral destruye los desechos de las cándidas, convirtiendo el acetaldehído en ácido acético que, en una vez en el ciclo metabólico de Krebs, es convertido en energía. Así pues, podríamos decir que este mineral es un reciclador. Es especialmente bueno para personas que al principio del tratamiento sufren fuertes dolores de articulaciones y musculares, dolores de cabeza y fatiga.

La dosis que recomiendo suele ser de un comprimido de 150 mcg con el desayuno, comida y cena. También aconsejo incrementar el consumo de legumbres, ya que éstas son muy ricas en molibdeno.

Con los años me he dado cuenta de que el entorno familiar y de amistades de la persona que sigue este tratamiento puede ejercer una influencia tremendamente negativa en su estado emocional. En general, el gran miedo que acecha al entorno de una persona que sigue un tratamiento antifúngico es la eliminación de la fruta, lácteos, pan e incluso el azúcar.

Los comentarios desde un principio son de duda, miedo, inseguridad y desconfianza ante la eliminación de estos alimentos y sustancias. Si aparecen los típicos síntomas de desintoxicación, como dolores de cabeza y malestar general, lo primero que piensa la gente del entorno de la persona es que el tratamiento está perjudicando su salud. Así comienzan toda una sucesión de comentarios negativos que, indudablemente, instalan el miedo y la duda en la persona que sigue el tratamiento. Por esto, es fundamental que tanto el entorno como el paciente sepan cómo funciona esta enfermedad, cuáles son los pasos del tratamiento, y qué puede ocurrir durante éste.

Esta segunda fase del tratamiento suele durar entre uno o tres meses. Cuando los síntomas han remitido y la persona se siente mucho mejor en cuanto a energía y bienestar general, aconsejo pasar a la tercera fase: **EQUILIBRIO.**

Tercera fase: equilibrio

Esta tercera fase debe introducirse cuando el antifúngico ya haya hecho la mayor parte de su trabajo (aunque deberá seguirse tomando como mantenimiento). O sea, cuando la persona ya no sienta los síntomas de la candidiasis.

Durante esta tercera fase el objetivo principal es reequilibrar la persona a nivel celular con el fin de que su sistema inmunitario y digestivo se refuercen y el organismo pueda seguir combatiendo las cándidas por sí mismo, y en el futuro prevenir otra infección.

Esta fase consiste principalmente en la toma de probióticos y en el uso de los nutrientes específicos que cada persona necesite.

Probióticos

Es muy importante reequilibrar la flora intestinal con probióticos (bacterias «amigas» como los *Lactobacillus acidophilus* y los *Bifidobacterium bifidum*). Este paso no debe hacerse al principio del tratamiento, ya que cuando la pared intestinal está inflamada puede haber una reacción de intolerancia a estas bacterias «amigas», lo cual puede causar dermatitis, picores, diarrea, espasmos intestinales y alergias. Además, mientras haya un exceso de cándidas en el intestino los *Lactobacillus* no pueden crecer y repoblar el tracto intestinal. Es mucho más efectivo disminuir el crecimiento de las cándidas, reducir la inflamación intestinal y entonces repoblar la flora intestinal.

Existen al menos 400 especies diferentes de microflora viviendo en el aparato digestivo humano. Las bacterias más abundantes son las ya mencionadas: *Lactobacillus acidophilus*, que colonizan en su mayoría el intestino delgado; y los *Bifidobacterium bifidum*, que colonizan principalmente el colon. Estas bacterias se encargan de inhibir el crecimiento de ciertos organismos, como las cándidas.

Es importante escoger un probiótico de una buena marca, porque la manufacturación de un producto de estas características requiere conocimientos sobre su fabricación y manipulación. Si no se manipulan con cuidado estas bacterias, es muy fácil que se destruyan en el proceso de fabricación y los efectos para la salud serán nulos.

Al igual que el antifúngico, los probióticos deben introducirse lentamente, de lo contrario se pueden producir molestias intestinales (gases, dolor intestinal, hinchazón). Normalmente aconsejo empezar con una cápsula a primera hora de la mañana (en ayunas), y al cabo de unos 5 días, si se ha tolerado bien esta primera dosis, recomiendo tomar otra pastilla antes de la cena (un mínimo de 15 minutos) o justo antes de acostarse (una vez hecha la digestión de la cena).

Es muy importante que una vez abierto el probiótico se guarde en la nevera.

Muchas personas me preguntan porqué no se permite comer yogur con la dieta antifúngica, cuando se sabe que los yogures contienen bacteria «amiga». En primer lugar porque los productos lácteos contienen lactosa (el azúcar de la leche), y aunque al fermentarse la leche se pierde gran parte de ella, en la preparación del fermentado normalmente se añade leche entera para hacer más cremoso el producto. Por otro lado, los yogures suelen fabricarlos con las bacterias *Lactobacilus bulgaricus* o *Streptococcus thermophilus*, las cuales, aunque ofrecen ciertos beneficios, son visitantes transitorias del aparato digestivo y no colonizan el intestino.

Flora vaginal

Los *Lactobacillus acidophilus* habitan la flora vaginal y se encargan de mantener el pH ácido fermentando el glucógeno vaginal y convirtiéndolo en ácido láctico.

Existen muy pocas compañias que fabriquen óvulos vaginales para repoblar la flora vaginal. En España, a mi entender, solamente se puede encontrar la marca canadiense Sura Vitasan que los fabrica (ver *Fuentes de información*). El producto se llama Fémina Flor. La dosis recomendada es un óvulo vaginal por la noche durante diez días. Si es necesario se puede repetir el tratamiento tantas veces como haga falta.

Es importante tener cuidado con el uso de espermicidas ya que algunos destruyen la flora vaginal «amiga».

Suplementos nutricionales específicos

Otro aspecto importante a tener en cuenta es reestablecer el equilibrio nutricional celular. Ya hemos visto que la persona con candidiasis crónica normalmente sufre de mala absorción y, por tanto, de desnutrición celular. Un organismo desnutrido difícilmente dispondrá de un sistema inmunitario sano y fuerte para defenderse de una candidiasis.

Podría mencionar todos los nutrientes que fortalecen el sistema inmunitario, pero, desde el punto de vista de la nutrición ortomolecular, no se utilizan listas generales de nutrientes específicos para fortalecer el organismo de un paciente. Por el contrario, recurro a evaluar sus deficiencias individuales y aconsejo tomar los suplementos necesarios acorde con sus necesidades bioquímicas particulares. Sin embargo, en casi todos los pacientes con candidiasis que he visto durante mis años de experiencia clínica, los nutrientes más comúnmente deficientes son: la vitamina C, el grupo de las vitaminas B, calcio, magnesio, zinc, cromo y los ácidos grasos esenciales de la familia Omega 3.

En esta fase del tratamiento recomiendo introducir suplementos nutricionales extras que cubran las necesidades individuales de cada persona. Por supuesto, siempre tomando, como base, un suplemento multinutriente (ver *Primera fase: preparación*).

(Las listas de los síntomas que aparecen más adelante en este capítulo y en los siguientes, están extraídas del cuestionario que utilizo en la consulta y que ha sido diseñado por el Institute for Optimum Nutrition, de Londres.)

Vitamina C

Entre la gran cantidad de efectos positivos que ofrece la vitamina C para el organismo, uno muy importante para el tratamiento de la candidiasis es que refuerza y estimula el sistema inmunitario, y, más concretamente, proporciona grandes beneficios a los anticuerpos y glóbulos blancos.

Otra función muy importante de esta vitamina es que ejerce un poderoso efecto contra la histamina. Como ya he mencionado en el capítulo *Síntomas de la candidiasis*, el acetaldehido favorece la producción de histamina, la cual causa inflamación en el organismo y suprime los efectos de los glóbulos blancos. La vitamina C previene la secreción de histamina y aumenta su desintoxicación.

Por otro lado, la vitamina C es necesaria para que las enzimas antioxidantes (glutatión peroxidasa, catalasa y superóxido dismutasa) naturales de nuestro organismo trabajen eficientemente.

En el capítulo *Síntomas de la candidiasis* he hablado de que el acetaldehido destruye el glutatión, el cual es fundamental para el sistema de desintoxicación de nuestro organismo. Por el contrario, la vitamina C eleva y mantiene los niveles sanos de glutatión en los tejidos.

La vitamina C ayuda a producir serotonina, la cual induce a una sensación de calma y concentración (aunque a su vez produce energía).

Es, por otro lado, fundamental para aumentar la función hormonal del timo y la inmunidad celular. Además es necesaria para activar la enzima delta-5-desaturasa, la cual ayuda a metabolizar los ácidos grasos esenciales (Omega 6 y 3). Estos ácidos son muy importantes para el funcionamiento del sistema inmunitario, el control de la inflamación en el organismo y ayudan a que la insulina trabaje eficazmente.

La vitamina C es uno de los nutrientes más importantes para la salud de las glándulas suprarrenales, las cuales se debilitan ante cualquier situación de estrés crónico, ya sea emocional o físico (como es el caso de la candidiasis).

Existen diferentes formas de tomar vitamina C: como ácido ascórbico; ascorbato de sodio, magnesio, calcio o potasio; éster-C; con bioflavonoides... En realidad, estudios de investigación confirman que el ácido ascórbico se absorbe igual de bien que las otras formas de vitamina C y además es la forma más barata de tomarla.

El ascorbato de sodio, magnesio, calcio y potasio son formas más suaves para el estómago. La vitamina éster-C es muy cara y según Michael T. Murray, no hay estudios que prueben que se absorba y utilice mejor que otras vitaminas. Incluso en un estudio llevado a cabo por Foods and Nutrition Laboratory en la Universidad del Estado de Arizona, compararon la absorción de la éster-C y el ácido ascórbico sin encontrar diferencias significativas. Incluso se demostró que los niveles en sangre eran más altos con el consumo de ácido ascórbico.

Síntomas relacionados con la deficiencia de vitamina C:
- Resfriados frecuentes.

- Falta de energía.
- Infecciones frecuentes.
- Encías blandas o propensas a sangrar.
- Cardenales sin causa aparente.
- Sangrados de nariz.
- Cicatrización lenta.
- Puntos rojos en la piel.

Dosis óptima: 1.000-5.000 mg diarios, repartidos durante el día, con comidas.

Esta vitamina puede producir un efecto laxante si el organismo recibe una cantidad más alta de la que necesita. En este caso, se recomienda reducir la dosis hasta normalizar el intestino.

Vitaminas del grupo B

Las vitaminas del grupo B son vitales para producir energía, mantener el cerebro en plena forma y ayudar a responder ante el estrés. Además, funcionan activando la respuesta de anticuerpos, produciendo células inmunitarias y manteniendo sanos los órganos relacionados con la inmunidad. Por todas estas razones, es fundamental tomar este grupo de vitaminas durante el tratamiento de la candidiasis.

La vitamina B_2 es necesaria para la producción de la enzima glutatión peroxidasa, la cual combate los radicales libres que se producen en presencia de la candidiasis. La vitamina B_3 destruye formaciones de células inmunitarias ineficientes. Además de activar la enzima delta-5-desaturasa para el metabolismo de los ácidos grasos esenciales (Omega 3 y 6).

El ácido fólico, junto con la vitamina B_{12}, son necesarios para producir glóbulos rojos y para la desintoxicación de productos químicos, como pesticidas y drogas. Recordemos que uno de los efectos negativos más importantes de la candidiasis es que produce una saturación del sistema de desintoxicación del organismo.

Por otro lado, la colina se convierte en un compuesto llamado dimetilglicina, el cual aumenta la producción de linfocitos además de actuar como agente de desintoxicación neutralizando los efectos de sustancias tóxicas.

La vitamina B_6 (al igual que la vitamina C) es fundamental para aumentar la función del timo y la inmunidad celular, y ayuda a metabolizar el magnesio y a absorber mejor el zinc (minerales importantes en el tratamiento de la candidiasis). También activa la enzima delta-6-desaturasa necesaria para el metabolismo de los ácidos grasos esenciales.

Las vitaminas B_3, B_5 y B_6, cumplen una labor importantísima en el control de la glucosa del organismo. Como ya he mencionado en capítulos anteriores es fundamental mantener controlada la glucosa para evitar alimentar a las cándidas, ya que ésta es uno de sus alimentos favoritos. Además, estas vitaminas equilibran las glándulas suprarrenales, el páncreas e hígado: principales órganos controladores de la glucosa.

Una deficiencia de las vitaminas B_1, B_2, B_3, B_5, B_6, ácido fólico y biotina produce una marcada reducción de anticuerpos, complemento y glóbulos blancos.

El grupo de las vitaminas B trabaja en sinergía. La ingesta de una de las vitaminas B por sí misma y durante un periodo de tiempo de más de un par de meses, puede causar un serio desequilibrio de otras vitaminas del grupo B. Cualquier vitamina B que se considere necesaria añadir durante el tratamiento deberá hacerse sobre un complejo de las vitaminas B.

Síntomas relacionados con la deficiencia de vitamina B_1:
- Dolor muscular.
- Dolor de ojos.
- Irritabilidad.
- Poca concentración.
- Pinchazos en las piernas.
- Falta de memoria.
- Dolor de estómago.
- Estreñimiento.
- Cosquilleo en las manos.
- Latidos rápidos del corazón.
Dosis óptimas: 100 mg diarios, con el desayuno.

Síntomas relacionados con la deficiencia de vitamina B_2:
- Escozor o sensación de quemazón de ojos.
- Ojos sensibles a la luz.
- Lengua irritada.
- Cataratas.
- Pelo graso.

- Eczema o dermatitis.
- Uñas quebradizas.
- Labios cortados.

Dosis óptima: 100 mg diarios, con el desayuno.

Síntomas relacionados con la deficiencia de vitamina B_3:
- Falta de energía.
- Diarrea.
- Insomnio.
- Dolor de cabeza o migraña.
- Falta de memoria.
- Ansiedad o tensión.
- Depresión.
- Irritabilidad.
- Encías blandas o propensas a sangrar.
- Acné.

Dosis óptima: 100 mg diarios, con el desayuno.

Síntomas relacionados con la deficiencia de vitamina B_5:
- Temblores musculares o calambres.
- Apatía.
- Falta de concentración.
- Sensación de quemazón en los pies o dolor de talones.
- Náuseas o vómitos.
- Falta de energía.

- Fatiga con el mínimo ejercicio.
- Ansiedad o tensión.
- Rechinar de dientes.

Dosis óptima: 500 mg diarios, repartidos durante el desayuno y la comida.

Síntomas relacionados con la deficiencia de vitamina B_6:

- Incapacidad para recordar sueños.
- Retención de líquidos.
- Cosquilleo en las manos.
- Depresión o nerviosismo.
- Irritabilidad.
- Temblores musculares o calambres.
- Falta de energía.
- Piel seca.

Dosis óptima: 200 mg diarios, repartidos durante el desayuno y la comida.

Síntomas relacionados con la deficiencia de vitamina B_{12}:

- Cabello en malas condiciones.
- Ezcema o dermatitis.
- Boca sensible a lo frío o a lo caliente.
- Irritabilidad.
- Ansiedad o tensión.
- Falta de energía.
- Estreñimiento.

- Dolor muscular.
- Palidez.

Dosis óptima: 100-300 mcg diarios, repartidos durante el desayuno y la comida.

Síntomas relacionados con la deficiencia de ácido fólico:
- Eczema.
- Labios cortados.
- Canas prematuras.
- Ansiedad o tensión.
- Falta de memoria.
- Falta de energía.
- Poco apetito.
- Dolor de estómago.
- Depresión.

Dosis óptima: 400-800 mcg diarios, repartidos durante el desayuno y la comida.

Biotina

Este nutriente es muy importante durante el tratamiento y posterior prevención de la candidiasis. Su labor, entre muchas otras funciones, es evitar que las levaduras sanas y presentes en el intestino crezcan y pasen de ser inofensivas levaduras a agresivos microorganismos.

Síntomas relacionados con la deficiencia de biotina:

- Piel seca.
- Cabello en malas condiciones.
- Canas prematuras.
- Dolor muscular.
- Poco apetito o náuseas.
- Eczema o dermatitis.

Dosis óptima: 1.000 y 3.000 mcg diarios, repartidos durante el desayuno y la comida.

Es muy importante que las vitaminas del grupo B no provengan de levaduras.

Magnesio

Más de 300 enzimas diferentes en el cuerpo dependen de este mineral. Sin embargo, la dieta típica occidental contiene muy poca cantidad de este mineral. Además, existen diversos factores que reducen la absorción del magnesio o favorecen su excreción del organismo. Estos factores son: exceso de calcio, alcohol, operaciones, diuréticos, enfermedades del corazón y riñón, y el uso de anticonceptivos orales.

El magnesio está relacionado principalmente con la producción de energía, la multiplicación celular y formación de proteínas. Éstas son compuestos orgánicos de vital importancia para la formación de hormonas (como la insulina, necesaria para controlar los niveles de glucosa en la sangre), y para la producción de sustancias que forman el sistema inmunitario (como anticuerpos), entre otras importantes funciones.

El magnesio también es fundamental (junto con la vitamina B_6) para la activación del mecanismo celular de la regulación del sodio y potasio que controla la distribución de líquido en el organismo. O sea, dos tercios de los fluidos del cuerpo residen dentro de las células (gracias al potasio), y un tercio fuera (gracias al sodio). Si existe una deficiencia de magnesio (y también de vitamina B_6), la concentración de sodio y potasio, dentro y fuera de las células se verá afectado, y por consiguiente, también los niveles de líquido. Por ejemplo, las células podrían reventar debido a un exceso de entrada de agua, o, por el contrario, colapsar debido a una deficiencia de ésta. Este es un punto muy importante a tener en cuenta para las personas con candidiasis, porque la mayoría de ellas sufren de retención de líquido y aumento de peso.

Otra de sus funciones es activar la enzima delta-6-desaturasa, necesaria para el metabolismo de los ácidos grasos esenciales (Omega 6 y 3), los cuales se convierten en prostaglandinas. Estas sustancias (parecidas a las hormonas) participan en el funcionamiento del sistema inmunitario, controlan los procesos inflamatorios y ayudan a que la insulina trabaje más eficazmente.

Síntomas relacionados con la deficiencia de magnesio:

- Espasmos o temblores musculares.
- Debilidad muscular.
- Insomnio o nerviosismo.
- Presión sanguínea alta.
- Latidos irregulares del corazón.
- Estreñimiento.

- Convulsiones.
- Hiperactividad.
- Depresión.

El magnesio que mejor se absorbe es el citrato, quelato u orotato de magnesio .

Dosis óptimas: 250-400 mg diarios, repartidos durante el día con las comidas. Una de las tomas debe ser a la hora de la cena, ya que el magnesio es un gran relajante, calmante y ayuda a dormir.

El magnesio debe tomarse con mucha precaución en personas con problemas renales o coronarios.

Zinc

Este mineral tiene propiedades antiinflamatorias y antibacterianas. Desempeña un papel muy importante en la actividad del sistema inmunitario, ya que entre otras funciones se encarga de mantener el timo activo.

El zinc está presente en más de 200 enzimas utilizadas por el organismo, de las cuales un gran número forma parte del sistema inmunitario. Por ejemplo, la hormona timulina (producida por el timo) para tener un efecto en los linfocitos T tiene que estar unida al elemento zinc.

Cuando este mineral escasea en el organismo el número de linfocitos T y de hormonas producidas por el timo disminuye, y la función de los leucocitos cesa.

El zinc, además, es necesario para desintoxicar en el hígado el acetaldehido y los tóxicos producidos por las cándidas.

También es necesario para activar la enzima antioxidante superóxido dismutasa (SOD) que neutraliza parte de los radicales libres producidos por las cándidas. Esta enzima es fundamental para mantener los mecanismos de producción de energía de la célula limpios de radicales libres. Ésta es también la enzima antiinflamatoria natural del organismo. Recordemos que el acetaldehido, producido por las cándidas, activa la producción de histamina, y con ella, la inflamación en cualquier parte del organismo.

Síntomas relacionados con la deficiencia de zinc:

- Poco sentido del gusto o del olfato.
- Marcas blancas en más de dos uñas.
- Infecciones frecuentes.
- Estrías.
- Acné o piel grasa.
- Infertilidad.
- Palidez.
- Tendencia a la depresión.
- Poco apetito.

Las mejores formas de zinc son picolinato, quelato, citrato y orotato.

Dosis óptimas: 15-30 mg diarios. La mejor hora para tomarlo es, o bien con la merienda, o bien con la cena. Hay que tener cuidado de no tomarlo con el estómago vacío porque puede producir náuseas.

Cromo

Las personas con candidiasis suelen beneficiarse tremendamente de este mineral, ya que forma parte del llamado «factor de tolerancia de la glucosa». Este factor trabaja conjuntamente con la insulina para regular los niveles de glucosa. Es importante recordar que las cándidas se alimentan de glucosa, por consiguiente, unos niveles altos de esta sustancia favorecerán el crecimiento de la infección. Además, las personas con candidiasis crónica suelen manifestar necesidad de comer o beber sustancias dulces y carbohidratos en general, y el cromo se encarga de disminuir esta necesidad.

Por otro lado, las personas con candidiasis crónica suelen quejarse de exceso de peso y sobre todo de dificultad a la hora de perderlo. En general, las personas con exceso de peso suelen tener resistencia a la insulina. Esto quiere decir que las células no reciben eficazmente la glucosa de la sangre, por lo cual el organismo produce grandes cantidades de la hormona insulina, con el fin de que ésta transporte la glucosa a las células.

El problema con la excesiva producción de insulina es que ésta es una hormona que no sólo convierte el exceso de glucosa en grasa, sino que a su vez se encarga de que la grasa no se queme. El cromo ayuda a que la glucosa entre en las células, evitando la producción excesiva de insulina.

Además, este mineral ayuda a reducir la necesidad de dulce, ayuda a aumentar la masa muscular (activando el metabolismo), y ayuda a quemar calorías durante el ejercicio.

93

El cromo es un excelente nutriente para controlar la ansiedad y la fatiga. Además es necesario para producir la enzima digestiva tripsina, la cual es necesaria para la digestión de proteínas (la proteína mal digerida causa putrefacción intestinal y puede generar inflamación, favoreciendo la candidiasis y agravando sus síntomas).

Síntomas relacionados con la deficiencia de cromo:

- Excesiva sudoración o sudor frío.

- Mareos o irritabilidad después de 6 horas sin comer.

- Necesidad de comer frecuentemente.

- Manos frías.

- Necesidad de dormir en exceso o sensación de somnoliencia durante el día.

- Sed excesiva.

- Adicción a lo dulce.

Existen diferentes formas de cromo, sin embargo, la que suelo recomendar debido a su excelente absorción es el picolinato de cromo.

Dosis óptimas: 200-400 mcg diarios, repartidos con las comidas. Si al tomar este elemento los sueños se vuelven muy vívidos, es mejor discontinuar la toma de la cena.

Es muy importante en el tratamiento de la candidiasis asegurarse de que este mineral no está enriquecido con levaduras.

Omega 3

Es un ácido graso poliinsaturado que se encuentra principalmente en el pescado azul (salmón, sardinas, atún, caballa, anchoas, trucha, etc.) y en el aceite de lino. Cuando ingerimos estos alimentos, una vez metabolizados, y si el organismo reúne las condiciones adecuadas, se convierten en prostaglandinas PG3, las cuales funcionan como potentes antiinflamatorios en el organismo. Las personas con candidiasis crónica suelen sufrir de inflamaciones crónicas (dermatitis, artritis, colitis, etc.), por este motivo los ácidos Omega 3 son imprescindibles para su tratamiento.

Bioquímicamente hablando, los ácidos grasos esenciales Omega 3 tienen una carga negativa. Esto hace que se distribuyan en una fina capa sobre las superficies sin formar agregaciones. Esta capacidad proporciona la energía necesaria para movilizar toxinas a la superficie de la piel, aparato digestivo, riñones y pulmones, donde dichas sustancias pueden ser eliminadas. En capítulos anteriores he hablado de la masiva producción de toxinas que se forman con la candidiasis crónica, por eso los Omega 3 son imprescindibles como drenadores y limpiadores celulares.

Estos ácidos son muy frágiles y sensibles al aire, calor y luz, por tanto, es fundamental que se protejan de estos tres elementos. Por ejemplo, el aceite o las semillas de lino deben guardarse siempre en la nevera y jamás deben cocinarse. El pescado debe ser fresco y hay que evitar cocinarlo a altas temperaturas. Si no se respetan estas normas sus propiedades se verán seriamente afectadas y estaremos consumiendo sustancias tóxicas para nuestras células.

También se pueden utilizar para reparar la pared intestinal, ya que proporcionan revestimiento para las membranas celulares intestinales.

Síntomas y signos relacionados con la deficiencia de Omega 3:

- Hormigueo de piernas y/o brazos.
- Presión sanguínea alta.
- Debilidad muscular.
- Deterioro visual.
- Piel seca.
- Alergias.
- Colesterol alto.
- Inflamaciones.
- Poca concentración.
- Cambios de humor.
- Pérdida de memoria.
- Síndrome premenstrual.

Dosis óptimas: 800-3.000 mg, repartidos durante el día y siempre con comidas.

Calcio

No suelo recomendar calcio porque normalmente su deficiencia ocurre en pacientes que curiosamente han consumido lácteos durante muchos años. Esto suele causar un exceso de calcio extracelular (y posibles calcificaciones) y una sintomatología de deficiencia de calcio intracelular. Así pues, lo ideal es suplementar durante un tiempo magnesio y dejar de consumir productos lácteos para que se regularicen los niveles de calcio a nivel celular. Sin embargo, si al cabo de unos meses la persona sigue presentando síntomas indicativos de una deficiencia de calcio, entonces suelo recomendar un suplemento de este mineral.

Síntomas relacionados con la deficiencia de calcio:

- Calambres o temblores musculares.
- Insomnio o nerviosismo.
- Dolor de articulaciones o artritis.
- Caries.
- Presión sanguínea alta.

Las mejores formas de calcio son el quelato, el citrato u el orotato. Dosis óptimas: 500-800 mg diarios, repartidos durante el día, con las comidas. Es recomendable que una de las tomas sea en la cena, ya que el calcio (junto con el magnesio) es un poderoso calmante y relajante y ayuda a dormir.

En general, un buen producto nutricional debe especificar en la etiqueta que no contiene levadura, azúcares, trigo, lácteos, conservantes ni colorantes artificiales.

La mejor forma de saber cómo tomar estos nutrientes es visitando un terapeuta experto en este tema. Un buen profesional sabe evaluar qué nutrientes son prioritarios y cómo administrarlos, si por separado o bien en combinaciones ya preparadas.

No hay que olvidar que cuando se toman nutrientes específicos, es de vital importancia tomar como base

Suplementos nutricionales específicos

- **Vitamina C**
  Dosis: 1.000-5.000 mg
- **Vitaminas del grupo B**
  Vitamina B_1: 100 mg
  Vitamina B_2: 100 mg
  Vitamina B_3: 100 mg
  Vitamina B_5: 500 mg
  Vitamina B_6: 200 mg
  Vitamina B_{12}: 100-300 mcg
  Ácido fólico: 400-800 mcg
  Biotina: 1.000-3.000 mcg
- **Magnesio**
  Dosis: 250-400 mg
- **Zinc**
  Dosis: 15-30 mg
- **Cromo**
  Dosis: 200-400 mcg
- **Omega 3**
  Dosis: 800-3.000 mg
- **Calcio**
  Dosis: 500-800 mg

Este tratamiento se deberá acompañar con un suplemento multinutriente completo.

un suplemento multinutriente, de lo contrario pueden aparecer desequilibrios nutricionales. Por ejemplo, tomar solamente zinc durante unos meses puede desequilibrar el nivel de cobre; tomar vitamina B_6 sin el respaldo de un complejo de las vitaminas B puede desequilibrar la vitamina B_2. Esto no significa que los nutrientes hayan de tomarse todos juntos en la misma toma con el fin de evitar dichos desequilibrios. Por ejemplo, se puede tomar el multinutriente con el desayuno y los nutrientes específicos con la comida y/o cena. Sea como sea, lo que no se debe hacer, es tomar únicamente una vitamina o mineral por sí solo (excepto en el caso de la vitamina C) durante un periodo de más de varios meses.

Introducción de alimentos

A esta altura del tratamiento, es aconsejable empezar a introducir lentamente, con cuidado y de uno en uno, los alimentos más saludables (aunque no permitidos) de la dieta, como son la fruta, patatas, champiñones, calabaza y boniatos, algún fermentado (salsa de soja o yogur de soja, por ejemplo) y vinagre, y observar si se toleran bien. Esta fase de introducción debe hacerse lentamente. Nunca se deben introducir varios alimentos a la vez, ya que si aparece alguna reacción negativa no se sabrá qué alimento de los introducidos es el responsable. Así pues, recomiendo introducirlos de uno en uno y con una distancia de un par de días entremedio para ver si aparece alguna reacción. Sin embargo, jamás aconsejo introducir azúcares y productos lácteos (excepto, en algunas personas, y de vez en cuando, yogur y quesos de cabra u oveja). Las frutas menos recomendadas son el melón, sandía, fresas, higos, chirimoya, palo santo y uvas, por su alto contenido en azúcar. También se deben evitar las frutas maduras.

Este periodo de introducción es muy importante, porque durante esta etapa la persona se dará verdadera cuenta de la importancia que tiene la dieta respecto a su salud. Durante este periodo tendrá la oportunidad de comprobar cómo le influye (tanto positiva como negativamente) la alimentación en su organismo. Es muy común que durante esta etapa se cometan «infracciones» nutricionales generadas por el deseo de volver a consumir sustancias que durante meses no se han podido comer. Por lo general, volver a probar los azúcares, leche, café y pan casi siempre causan síntomas (fatiga, dolores de cabeza, hinchazón abdominal, etc.), no solamente porque sin haber terminado el tratamiento es muy posible que puedan brotar algunos de los síntomas de la candidiasis, sino también porque estas sustancias normalmente afectan negativamente a la salud, independientemente de si se sufre de candidiasis o no. No hay que darle mayor importancia a estas «infracciones», ya que son periodos de aprendizaje y sirven para que la persona se dé cuenta, por sí misma, de la importancia que tiene la alimentación en su organismo. Este nuevo despertar al concepto de alimentación y salud le ayudará a perfilar su tipo de dieta ideal que, de forma natural y sin tener que utilizar la fuerza de voluntad, seguirá de por vida. Ésta es la mejor prevención y la lección más importante que nos enseña la nutrición ortomolecular.

Una vez que la dieta se ha relajado un poco y la tolerancia es buena, se puede pasar a la cuarta y última fase: **REPARACIÓN**.

Cuarta fase: reparación

En esta fase la persona está llevando a cabo una alimentación más relajada, pero sana, está tomando suplementos nutricionales, probióticos y antifúngicos. Si la persona lleva meses sintiéndose mucho mejor, ahora es momento de reducir el antimicótico a una dosis mínima de mantenimiento. Por ejemplo, la dosis de mantenimiento del Exspore y el Candida Forte suele ser de una pastilla diaria, y del Yeast Cleanse entre una y tres, por supuesto, siempre dependiendo de cada persona.

Esta cuarta fase, generalmente, no es necesaria para todas las personas que han seguido el tratamiento. En muchos casos, la fase anterior de «EQUILIBRIO» es suficiente para reparar las mucosas y sellar el intestino. Sin embargo, aquellas personas que han sufrido de candidiasis durante muchos años o las que, aún habiendo mejorado con el tratamiento, siguen presentando intolerancia a una gran variedad de alimentos, o siguen manifestando ciertos síntomas como alergias o dolores de cabeza, es conveniente seguir esta cuarta fase para asegurarse de que la pared intestinal y las mucosas quedan selladas debidamente.

Nutrientes reparadores

Una vez más, existen muchos nutrientes y sustancias naturales que pueden ayudar en la reparación de la pared intestinal, entre ellos se encuentra el *Ginkgo biloba*, glutamina, vitamina A, etc. Siguiendo la línea de la nutrición ortomolecular es más efectivo proporcionarle al organismo, en primer lugar, aquellos nutrientes de los que está formado y de los que, por el contrario, puede presentar deficiencia, y luego, añadir cualquier apoyo extra de fitoterapia que necesite. Por ejemplo, el *Ginkgo biloba* es un magnífico antioxidante y antiinflamatorio, sin embargo, el organismo no presenta inflamación intestinal por una falta de ginkgo. Por el contrario, una deficiencia de sustancias de las que está compuesto el organismo como puede ser la glutamina, vitamina A o los ácidos grasos esenciales, puede fácilmente causar o favorecer una inflamación crónica y trastornos en la mucosa intestinal. Por este motivo, ante todo hay que resolver las deficiencias nutricionales del organismo y luego ayudar o acompañar con sustancias extras. Así pues, me voy a centrar en los nutrientes más comunes que suelen aparecer deficientes en los pacientes con candidiasis que he tratado a lo largo de estos años.

Vitamina A

Esta vitamina es un importante antioxidante y un potente estimulador del sistema inmunitario. Una de sus grandes funciones en esta cuarta fase es la facultad que tiene de fortalecer las mucosas del tracto intestinal. También previene la excesiva formación de prostaglandinas inflamatorias (PG_2 y PGF_2 alpha), y, por otro lado, favorece la producción de Inmunoglobulinas A (la principal barrera inmunitaria del intestino) y de mucosa en el aparato digestivo.

Síntomas relacionados con la deficiencia de vitamina A:

- Alergias.
- Úlceras de la mucosa bucal.
- Escasa visión nocturna.
- Acné.
- Infecciones frecuentes.
- Piel seca.
- Diarrea.
- Cistitis recurrente.

Dosis óptimas: 7.500-20.000 u. i. diarios, con la comida. Si se está tomando un multinutriente, hay que tener en cuenta la cantidad de vitamina A que éste contiene. No se deben superar los 20.000 u. i. sin supervisión de un terapeuta y durante más de dos meses. **En ningún caso se deben utilizar estas dosis en caso de embarazo.**

L-Glutamina

Es la proteina más abundante del organismo. Este aminoácido ayuda a la formación y los efectos de las inmunoglobulinas A, las cuales son fundamentales para el correcto funcionamiento del intestino como barrera inmunitaria.

Algunas investigaciones indican que la glutamina puede ser esencial para el mantenimiento del metabolismo, estructura y función intestinal. También ayuda a reparar la mucosa intestinal dañada por toxinas, cirujía, radiación, etc.

103

Síntomas y signos relacionados con la deficiencia de glutamina:

- Necesidad de tomar carbohidratos o alcohol.
- Hipoglucemia reactiva.
- «Bajones» de energía.
- Fatiga.
- Falta de concentración.
- Cambios de humor.
- Problemas intestinales (síndrome del intestino irritable, colitis ulcerosa, etc.).

Dosis óptimas: 1.000-5.000 mg, divididos durante el día, una hora antes de las comidas. Si se tiene tendencia a sufrir insomnio, es mejor no tomar este suplemento a partir de las 6 de la tarde.

También es importante tomar ácidos grasos esenciales, especialmente los de la familia Omega 3. Sin embargo, normalmente éstos ya se han introducido en la fase anterior (ver *Tercera fase: equilibrio*).

Nutrientes reparadores

- **Vitamina A**
  Dosis: 7.500-20.000 u. i. (no utilizar nunca estas dosis en caso de embarazo)
- **L-Glutamina**
  Dosis: 1.000-5.000 mg
- **Omega-3**
  Dosis: 800-3.000 mg

Este tratamiento se deberá acompañar con un suplemento multinutriente completo.

No es necesario tomar cada uno de estos nutrientes. La selección de éstos dependerá de las necesidades particulares de cada individuo. Como ya he dicho en capítulos anteriores, no hay que olvidar que cuando se toman nutrientes específicos, es de vital importancia tomar como base un suplemento multinutriente, de lo contrario pueden aparecer desequilibrios nutricionales.

Precauciones extras

Paralelamente al tratamiento es importante seguir unas cuantas precauciones que pueden ayudar significativamente a la recuperación de la candidiasis crónica:

- Mantener la casa y el lugar de trabajo libres de humedad y manchas de moho. Es importante prestar particular atención al baño y cocina manteniéndolos bien aireados.

- Evitar las plantas que muestren moho en la tierra u hojas.

- Cocinar siempre con ingredientes frescos y procurar cocinar la cantidad justa para cada comida. De esta manera se evitará consumir comida guardada de un día para el otro, la cual puede mostrar crecimiento de hongos. Por el contrario, se pueden congelar los alimentos una vez cocinados.

Dietas sugeridas

A continuación se describen algunas ideas de comidas para facilitar el tratamiento de la candidiasis.

Desayunos

- Pan de almendras[1] con atún, tomate a rodajas y aguacate.
- Té verde.

- Batido: leche de soja, aguacate, frutos secos y semillas.

- Pan de almendras con jamón serrano, pimientos en conserva (sin edulcorante).
- Vaso de zumo vegetal (pepino y tomate).

---

1. Ver receta en página 108.

Receta del pan de almendras

- 5 o 6 vasos de almendras crudas molidas
- 1/2 vaso de agua mineral
- 1 cucharada de aceite de oliva
- 1 cucharadita de bicarbonato
- 1 huevo (opcional)

Para moler las almendras se puede usar un molinillo de café o bien comprarlas ya molidas.

Se precalienta el horno a 180 °C. En un procesador de comida o batidora se mezclan el agua, aceite, bicarbonato y el huevo (opcional). A esta mezcla, se le añade poco a poco las almendras molidas hasta que la consistencia sea de papilla muy espesa (al gusto). Se unta un poco de aceite en un molde para el horno y se le añade la «papilla». Se introduce en el horno durante 1 hora. Al cabo de ese tiempo se retira del horno, se saca del molde y se le da la vuelta dejándolo enfriar en un plato o superficie.

Este pan de almendras puede ser salado o «dulce». En la opción salada se puede añadir sal y especies como ajo y orégano. En la opción «dulce» se puede usar canela, vainilla, anís verde, o cualquier otra especie al gusto.

- Tortilla (de dos huevos) o huevos duros, berros o lechuga y espárragos.
- Vaso de zumo vegetal (apio y tomate).

- Leche de soja con copos de quinoa, frutos secos, semillas, canela.

- Pan de almendras con sardinas, endibias y pimiento rojo.
- Infusión.

- Vaso de caldo[1] de carne y verduras.
- Tofu a la plancha.
- Té verde.

Comidas

- Judías verdes.
- Pechuga de pollo.
- Ensalada[2] (tomate, cebolla, cogollos de lechuga, pimiento rojo y anchoas).

- Alcachofas.
- Filete de ternera.

1. Se puede hacer un caldo una vez por semana y congelar raciones individuales. Lo único a tener en cuenta previamente al desayuno es recordar sacar del descongelador una ración de caldo la noche anterior.
2. Las ensaladas se pueden aderezar con aceite virgen de oliva, sésamo o lino, limón, pimienta, hierbas, ajo, sal, etc.

- Ensalada (escarola, pepino, cebolla roja, semillas de calabaza y sésamo).

- Caballa con puerros, ajo, perejil y limón.
- Ensalada verde (espinacas crudas y berros).

- Lentejas con ternera estofada.
- Ensalada (hinojo, zanahoria, hojas de canónigo).

- Atún con espárragos verdes al horno o parrilla.
- Ensalada (apio, alfalfa germinada, cebolla picada).

- Costillas de cordero con ajo, orégano y limón.
- Ensalada (espinacas crudas, escarola, pepino, nueces troceadas y hojas de menta).

- Brócoli y calabacines al vapor.
- Salmón con ajo y mayonesa casera.
- Ensalada (berros, perejil y tomate).

Cenas

- Hamburguesa de pollo.
- Lechuga, tomate y pepino.

- Tortilla de alcachofas.

- Escarola y tomates cherries.

- Gambas con ajo y perejil.
- Aguacate con cilandro.

- Láminas de tofu pasado por la sartén con ajo.
- Endibias y pimientos asados.

- Coliflor y acelgas al vapor.
- Filete de mero acompañado de berenjenas y tomates asados con aceite de oliva y hierbas frescas al gusto.

- Ensalada de huevo con cebolla picada, hojas de lechuga y espinacas crudas, acompañado de mayonesa casera.

- Sopa de verduras al gusto.
- Sardinas en conserva con hojas de espinacas, tomate y cebolla.

111

OTROS DESEQUILIBRIOS RELACIONADOS CON LA CANDIDIASIS

Desequilibrios relacionados con la candidiasis

Durante años he observado que muchas de las personas que he tratado con candidiasis tienen además otros desequilibrios en común. Los más frecuentes son:

- «Colon irritable»
- Parásitos.
- Ansiedad y ataques de pánico relacionados con hipoglucemias reactivas.
- Hipotiroidismo.

Es difícil saber el orígen de los trastornos de salud de una persona. Sin embargo, en general, teniendo en cuenta lo fácil que es hoy en día (debido a nuestros hábitos de vida tan poco saludables) desarrollar una candidiasis, he sospechado en muchísimas ocasiones que detrás de estos cuatro desequilibrios arriba mencionados, se escondía una candidiasis crónica y antigua. De hecho, en consulta siempre ha resultado infinitamente más eficaz para la salud de la persona tratar la candidiasis como prioridad, que, por ejemplo, empezar tratando el hipotiroidismo y posteriormente la candidiasis. Los resultados me han convencido de la necesidad de otorgarle prioridad al intestino.

«Colon irritable»

El «colon irritable» es el saco donde, desafortunadamente, van a parar la mayoría de los pacientes con problemas intestinales crónicos. Los síntomas que presentan estos pacientes suelen ser: dolor intestinal, diarrea y/o estreñimiento, hinchazón abdominal, gases, malestar general, mucosidad en las heces, espasmos intestinales, depresión, ansiedad, fatiga, etc. El tratamiento que se les ofrece a estas personas es o bien aprender a convivir con los síntomas o tomar antiespasmódicos, antidepresivos o ansiolíticos.

Sin duda existen muchos motivos por los cuales una persona puede desarrollar «colon irritable». Por ejemplo, el excesivo abuso de fármacos, una dieta desequilibrada, emociones, candidiasis, etc. Sin embargo, el enfoque médico actual se limita a ver el «colon irritable» como un problema únicamente emocional. Es curioso, porque en otros aspectos la mayoría de los médicos alópatas no reconoce la importancia de las emociones sobre el organismo (¿cuántas veces ante una enfermedad física se tiene en cuenta la salud emocional del paciente?). Por el contrario, cuando el médico no encuentra solución a sínto-

115

mas tan comunes como los que produce una candidiasis o un «colon irritable», entonces sí acepta la somatización y la influencia que ejercen las emociones sobre el físico. De todas formas, caer en la tentación de decir que el origen del «colon irritable» es siempre una candidiasis, sería mostrar una visión tan limitada como la de los médicos alopátas cuando dicen que el origen es exclusivamente emocional.

Sin embargo, nunca me he encontrado con uno de estos pacientes (diagnosticados médicamente con «colon irritable»), que al ser tratado y recuperado de una candidiasis crónica, haya permanecido con el «colon irritable». Esto me hace pensar que la candidiasis crónica casi siempre genera un «colon irritable». Aunque no al revés.

Si una persona sufre de «colon irritable» debido a una candidiasis que, por otro lado, ni se reconoce, ni se busca, ni se encuentra ¿cómo va a recibir un diagnóstico y un tratamiento eficaz? Es imposible.

Para hacer un buen diagnóstico hay que conocer lo que se está evaluando y buscando. Muchas personas diagnosticadas con «colon irritable» no han mostrado ninguna anomalía en el colon cuando se les ha explorado. Por lo tanto, automáticamente se les ha clasificado de pacientes psicosomáticos. Esto podría considerarse un diagnóstico acertado si hubiese una mejor comprensión del «colon irritable», de la salud intestinal general, de la salud mental, y si la exploración física del paciente se llevase a cabo correctamente. Desafortunadamente, éste no es el caso en la mayoría de los diagnósticos.

De entrada, creo que el principal error en el diagnóstico del «colon irritable» es asumir que los síntomas provienen de un desequilibrio en el colon. Por eso, creo que es mejor hablar del *Síndrome del Intestino Irritable*, ya que la palabra intestino engloba tanto el colon como el intestino delgado. En mi opinión, la mayoría de personas que padecen este síndrome sufren de un desequilibrio en el intestino delgado y por este motivo las exploraciones médicas típicas para evaluar el estado del colon no detectan ninguna anomalía. Las pruebas que se suelen llevar a cabo (colonoscopia, ecografía, etc.) no están diseñadas para detectar los desequilibrios de la pared intestinal, como la calidad de las vellosidades, calidad de las enzimas disacaridasa, excesivo crecimiento de microorganismos como candidas, etc., que suelen aparecen en el intestino delgado de una persona con el Síndrome del Intestino Irritable.

Elaine Gottschall, bióloga norteamericana, ha llevado a cabo una excelente investigación sobre la pared intestinal en enfermedades intestinales. Sus investigaciones están respaldadas por cientos de estudios científicos. Indudablemente, gracias a sus publicaciones y seminarios, la candidiasis crónica y el Síndrome del Intestino Irritable (además de la enfermedad de Crohn, la colitis ulcerosa, y otras) están siendo actualmente mejor comprendidos, mejor diagnosticados y mejor tratados.

Sin ninguna duda, la candidiasis intestinal crónica puede provocar el desarrollo del Síndrome del Intestino Irritable. Un excesivo crecimiento de cándidas en el aparato digestivo, y más concretamente en el intestino delgado, suele producir irritación en la pared intestinal. Esto es debido, como ya he explicado en capítulos anteriores, a la producción de ciertos tóxicos y ácidos producidos por las cándidas. Esta irritación suele tener nefastas consecuencias para la salud general.

En el intestino delgado se encuentran unas vellosidades encargadas de favorecer la digestión y absorción de los alimentos. Más concretamente, estas vellosidades contienen unas enzimas llamadas disacaridasa (compuestas, a su vez, de las enzimas lactasa, sucrasa, maltasa e isomaltasa), que se encargan de digerir y absorber sustancias como la lactosa, sucrosa, maltosa e isomaltosa respectivamente, que se encuentran en las patatas, cereales, granos, ciertas legumbres, productos lácteos y azúcares.

La irritación producida por la candidiasis favorece la destrucción de la enzima disacaridasa, con lo cual la digestión de dichos alimentos y sustancias no se llevará a cabo correctamente, produciendo fermentación. Por otro lado, cuando estos carbohidratos no son digeridos adecuadamente, sus restos son utilizados por ciertos microorganismos (como las cándidas) para producir energía y multiplicarse. Estos microorganismos convierten estos restos de carbohidratos mal digeridos en sustancias altamente irritantes, por ejemplo ácidos, que dañan el intestino y favorecen, aún más, la mala digestión y el aumento de fermentación. Por si esto fuera poco, la presencia de carbohidratos no digeridos, invita a que los microorganismos residentes en el colon se desplacen al intestino delgado, y más concretamente al íleon (última porción del intestino delgado) en busca de alimento. Ahí colonizan y se multiplican. Sus colonias aumentan la producción de ácidos, con lo cual empeora la irritación intestinal, llegando a afectar incluso el comportamiento y la función cerebral. No es de extrañar que la persona que sufre de candidiasis y del Síndrome del Intestino Irritable también sufra de depresión, ansiedad y de alteraciones del comportamiento y humor.

Ante semejante invasión e irritación, el intestino aumenta la producción de mucosidad con el fin de lubricar sus paredes. La excesiva mucosidad intestinal, aunque siempre es necesaria, impide, a su vez, el contacto de los alimentos con la pared intestinal y, por consiguiente, con las enzimas que ayudan en su digestión y absorción. Por este motivo, aunque el médico lleve a cabo una biopsia intestinal, es muy posible que la actividad de las enzimas disacaridasa dé un resultado absolutamente normal. Sin embargo, la persona al ingerir ciertos carbohidratos manifiesta síntomas claros, que debido a los resultados clínicos negativos, serán atribuidos a su estrés, ansiedad o depresión. Las enzimas pueden estar en óptima condición, ya que el problema radica en el escaso contacto entre los alimentos y dichas enzimas.

El resultado es, una vez más, la excesiva fermentación, con el correspondiente aumento de ácidos y gases que irritan el intestino, el crecimiento de ciertos microorganismos y la producción de mucosidad. La persona con candidiasis y el Síndrome del Intestino Irritable se encuentra dentro de un círculo vicioso de difícil escapatoria, a no ser que se lleve a cabo un tratamiento adecuado.

Tratamiento

El primer paso del tratamiento es dejar de alimentar estos microorganismos, haciendo uso de carbohidratos que requieran el mínimo proceso digestivo y que dejen el mínimo residuo. Consecuentemente, la implementación de este paso disminuirá la producción de ácidos y gases, y por lo tanto, la irritación intestinal. Con el tiempo, la pared intestinal y las vellosidades se repararán y la digestión y absorción se normalizarán.

Las recomendaciones dietarias que aconsejo para este desequilibrio tienen la misma base que el tratamiento dietario de la candidiasis, aunque se deben perfilar unos puntos que especificaré más adelante.

En general, a la carne se le ha dado muy mala publicidad en términos de digestión y su interferencia en la salud intestinal. Por el contrario, se abusa del consumo de carbohidratos con la idea de que son alimentos sanos sólo por el hecho de ser alimentos de origen vegetal. Sin embargo, como ya hemos visto, un carbohidrato mal digerido puede causar un sinfín de problemas intestinales.

Sin duda, ciertos carbohidratos como las patatas, lactosa, azúcares, algunas legumbres, cereales y granos, pueden favorecer el desequilibrio intestinal en presencia de una candidiasis y un intestino irritable. Sin embargo, su origen también puede estar causado por el consumo de estos carbohidratos, sobre todo, si se utilizan en estado refinado (pan, harinas, pasta refinadas, refrescos, bollería industrial, etc.). Además de irritar, destruir enzimas, producir mucosidad y fo-

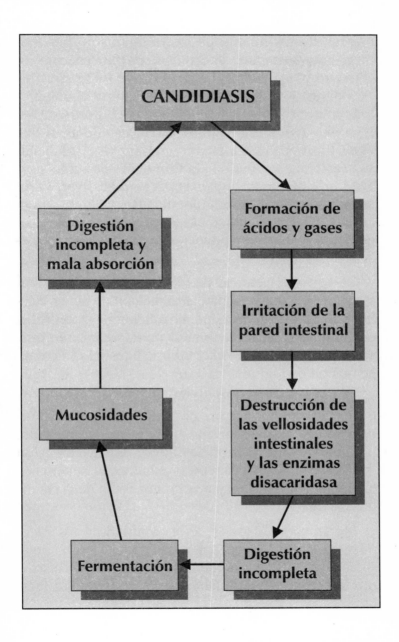

mentar el crecimiento de microorganismo indeseables, estas sustancias aportan pocos nutrientes al organismo y, sin embargo, a cambio le roban muchos nutrientes. Algunas de las deficiencias nutricionales más comunes entre las personas con el Síndrome del Intestino Irritable (y también con candidiasis) que veo a diario en consulta son: vitamina B_6 y zinc, cuyas deficiencias impiden la formación de ácido clorhídrico y de enzimas pancreáticas digestivas, entre otras; y, por otro lado, vitaminas B_{12} y ácido fólico, las cuales pueden impedir el correcto desarrollo y reparación de las vellosidades intestinales que contienen las disacaridasas.

La correcta cantidad de vitamina B_6 y zinc, y por consiguiente una adecuada producción de ácido clorhídrico, es fundamental para mantener bajo control el crecimiento y supervivencia de microorganismos que, de otro modo, impiden el equilibrio intestinal y la recuperación de la salud.

El tratamiento del Síndrome del Intestino Irritable debe basarse en la mejora de la digestión, el reequilibrio de los microorganismos habitantes del intestino, la disminución de la irritación intestinal y la reparación de la pared intestinal. En otras palabras, el mismo tratamiento que aconsejo para el tratamiento de la candidiasis crónica.

Sin embargo, a pesar de la similitud en los tratamientos, existen unas cuantas diferencias en la dieta. Además de todos los alimentos que no se deben consumir en una dieta antifúngica, se deben eliminar también:

- TODOS los granos, cereales y sus harinas. Éstos incluyen: trigo, avena, centeno, espelta, maíz, quinoa, mijo, arroz, trigo sarraceno, amaranto, etc.
- Garbanzos, soja y sus derivados.
- Germinados.
- Algas.

Por el contrario, al igual que en la dieta antifúngica, se puede consumir: huevos, pescado, carne roja y blanca, frutos secos, verduras y ensaladas, lentejas, judías blancas, guisantes secos, zumos vegetales (excepto los de zanahoria y remolacha), y aceites.

Dieta para el tratamiento del «colon irritable» (Síndrome del Intestino Irritable)

Se debe seguir la misma dieta recomendada para el tratamiento de la candidiasis, aunque, adicionalmente, se deberán **eliminar** los siguientes alimentos:

- Granos, cereales y sus harinas. Éstos incluyen el trigo, avena, centeno, espelta, maíz, quinoa, mijo, arroz, trigo sarraceno, amaranto, etc.
- Garbanzos, soja y sus derivados.
- Germinados.
- Algas.

123

Es muy importante también asegurarse de que la digestión se lleve a cabo correctamente, haciendo hincapié en la masticación apropiada de los alimentos y en el uso de clorhidrato de betaína y enzimas vegetales digestivas, en cada comida (ver *Ayudas digestivas* en capítulo *Primera fase: preparación*).

Por supuesto, el seguimiento de los demás pasos utilizados para el tratamiento de la candidiasis crónica, afectarán positivamente a los síntomas del Síndrome del Intestino Irritable. Por ejemplo, la toma de antifúngicos disminuirá el crecimiento de cándidas, y por lo tanto, la producción de ácidos, tóxicos y gases que dañan la pared intestinal. De esta forma, la producción de mucosidad disminuirá y las vellosidades intestinales podrán comenzar a repararse.

Suplementos nutricionales

Los suplementos nutricionales escogidos deberán respetar las necesidades bioquímicas de la persona. Sin embargo, es de vital importancia asegurarse de que las vitaminas B_6, B_{12} y ácido fólico, más el mineral zinc se encuentran presentes en el programa nutricional, especialmente si la persona presenta síntomas de sus deficiencias.

Síntomas relacionados con la deficiencia de la vitamina B_6

● Incapacidad para recordar sueños.

- Retención de líquidos.
- Cosquilleo en las manos.
- Depresión o nerviosismo.
- Irritabilidad.
- Temblores musculares o calambres.
- Falta de energía.
- Piel seca.

Dosis óptima: 200 mg diarios, repartidos durante el desayuno y la comida.

Síntomas relacionados con la deficiencia de la vitamina B_{12}

- Cabello en malas condiciones.
- Eczema o dermatitis.
- Boca sensible a lo frío o caliente.
- Irritabilidad.
- Ansiedad o tensión.
- Falta de energía.
- Estreñimiento.
- Dolor muscular.
- Palidez.

Dosis óptima: 100-300 mcg diarios, repartidos durante el desayuno y la comida.

Síntomas relacionados con la deficiencia del ácido fólico

- Eczema
- Labios cortados

- Canas prematuras
- Ansiedad o tensión
- Falta de memoria
- Falta de energía
- Poco apetito
- Dolor de estómago
- Depresión

Dosis óptima: 400-800 mcg diarios, repartidos durante el desayuno y la comida.

Síntomas relacionados con la deficiencia de zinc
- Poco sentido del gusto o del olfato.
- Marcas blancas en más de dos uñas.
- Infecciones frecuentes.
- Estrías.
- Acné o piel grasa.
- Infertilidad.
- Palidez.
- Tendencia a la depresión.
- Poco apetito.

Las mejores formas de zinc son picolinato, quelato, citrato y orotato.

Dosis óptimas: 15-30 mg diarios. La mejor hora para tomarlo es o bien con la merienda o bien con la cena. Hay que tener cuidado de no tomarlo con el estómago vacío porque puede producir náuseas.

126

Otros nutrientes muy importantes a tener en cuenta en el tratamiento de este síndrome son: la vitamina C y los ácidos grasos esenciales Omega 3.

La *vitamina C* ayuda a mantener el sistema inmunitario fuerte, el cual protege la pared intestinal. Además, existen muchas otras razones que he expuesto en anteriores capítulos por las que la vitamina C es indispensable para un buen tratamiento intestinal (ver el apartado *Suplementos nutricionales específicos* que se encuentra en el capítulo *Tercera fase: equilibrio*).

Síntomas relacionados con la deficiencia de vitamina C

- Resfriados frecuentes.
- Falta de energía.
- Infecciones frecuentes.
- Encías blandas o propensas a sangrar.
- Cardenales sin causa aparente.
- Sangrados de nariz.
- Cicatrización lenta.
- Puntos rojos en la piel.

Dosis óptima: 1.000-5.000 mg diarios, repartidos durante el día, con las comidas.

Esta vitamina puede producir un efecto laxante si el organismo recibe una cantidad más alta de la que necesita. En este caso, se recomienda reducir la dosis hasta normalizar el intestino.

Por otro lado, además de las ventajas de los ácidos grasos esenciales *Omega 3* para la salud general e intestinal que especifico en capítulos anteriores (ver el apartado *Suplementos nutricionales específicos* que se encuentra en el capítulo *Tercera fase: equilibrio*), estos ácidos también atraen oxígeno y las cándidas y otros microorganismos promotores del Síndrome del Intestino Irritable no sobreviven con el oxígeno. Además, los ácidos grasos Omega 3 contribuyen a reparar las células intestinales permitiendo que las vellosidades intestinales se recuperen y asuman, de nuevo, su función digestiva y de absorción.

Síntomas y signos relacionados con la deficiencia de Omega 3
- Hormigueo de piernas y/o brazos.
- Presión sanguínea alta.
- Debilidad muscular.
- Deterioro visual.
- Piel seca.
- Alergias.
- Colesterol alto.
- Inflamaciones.
- Poca concentración.
- Cambios de humor.
- Pérdida de memoria.
- Síndrome premenstrual.

Dosis óptimas: 800-3000 mg, repartidos durante el día y siempre con las comidas.

No hay que olvidar que cuando se toman nutrientes específicos, es de vital importancia tomar como base un suplemento multinutriente, de lo contrario pueden aparecer desequilibrios nutricionales.

Al igual que recomiendo en el tratamiento de la candidiasis, en esta etapa (junto con los suplementos nutricionales) también aconsejo la introducción de *probióticos*. Sin embargo, el Síndrome del Intestino Irritable requiere que se le atribuya especial atención a los *Lactobacilus acidophilus*, ya que esta bacteria «amiga» es la más abundante en el intestino delgado y la que más puede quedar afectada cuando se sufre de síntomas de fermentación y mucosidad intestinal.

Este tipo de bacteria ayuda a producir vitaminas del grupo B, especialmente importantes para la producción de vellosidades intestinales. También ayuda a mantener la acidez intestinal adecuada, igualmente importante para el control del crecimiento de microorganismos dañinos.

Los probióticos deben introducirse lentamente, de lo contrario se pueden producir molestias intestinales. Lo ideal es empezar con 1 cápsula a primera hora de la mañana (en ayunas), y al cabo de unos 5 días, si se ha tolerado bien esta primera dosis, recomiendo tomar otra pastilla antes de la cena (un mínimo de 15 minutos) o justo antes de acostarse (una vez hecha la digestión de la cena).

Es muy importante que una vez abierto el probiótico se guarde en la nevera.

Siguiendo la dieta antifúngica, pero ajustándola a los requisitos particulares que requiere el Síndrome del Intestino Irritable, usando nutrientes específicos (teniendo en cuenta las necesidades individuales de la persona) y repoblando la flora intestinal, el Sindrome del Intestino Irritable puede desaparecer completamente (en el caso de que su origen haya sido una candidiasis crónica) o, por lo menos, mejorar considerablemente, en el caso de que su origen sea de tipo emocional. No olvidemos que el cerebro, donde se ge-

Suplementos nutricionales para el tratamiento del «colon irritable» (Síndrome del Intestino Irritable)

- **Vitamina B$_6$**
  Dosis: 200 mg
- **Vitamina B$_{12}$**
  Dosis: 100-300 mcg
- **Ácido fólico**
  Dosis: 400-800 mcg
- **Zinc**
  Dosis: 15-30 mg
- **Vitamina C**
  Dosis: 1.000-5.000 mg
- **Omega 3**
  Dosis: 800-3.000 mg
- *Lactobacilus acidophilus*
  1 cápsula antes del desayuno
  1 cápsula antes de la cena

Este tratamiento se deberá acompañar con un suplemento multinutriente completo.

neran nuestros pensamientos que, a su vez, influyen en nuestras emociones, depende de unos nutrientes indispensables para su correcto funcionamiento. Estos nutrientes provienen de los alimentos que ingerimos, digerimos y absorbemos. Si estos pasos digestivos no se llevan a cabo adecuadamente, el cerebro, al igual que cualquier otro órgano, no podrá llevar a cabo sus funciones. Por ejemplo, la correcta formación de serotonina, adrenalina y noradrenalina, tan importantes para nuestra salud mental y, más concretamente, para la prevención de la depresión y ansiedad, dependen de los nutrientes (aminoácidos y cofactores nutricionales, como vitaminas y minerales) obtenidos de los alimentos que ingerimos, digerimos y absorbemos.

Parásitos

Hasta hace poco se creía que las infecciones de parásitos solamente ocurrían en países del Tercer Mundo. Sin embargo, en los países industrializados también convivimos con parásitos. Hay personas que no manifiestan síntomas ante su presencia, y otras que, por el contrario, sufren los efectos devastadores de ser los anfitriones de dichos organismos.

Cuando el aparato digestivo se encuentra en equilibrio sabe cómo actuar ante la presencia de parásitos. Un aparato digestivo sano puede combatir eficazmente cualquier intruso de los que normalmente conviven con nosotros, ayudando, 'de esta forma, a mantener el equilibrio homeostático del individuo. Sin embargo, cuando la candidiasis hace presencia, este equilibrio intestinal desaparece, lo que favorece el crecimiento de microorganismos indeseables. Así, no es de extrañar que una persona con candidiasis pueda sufrir, también, de parásitos. Hay pacientes que mejoran considerablemente al tratarse la candidiasis, sin embargo, llegan a un punto de estancamiento durante el tratamiento. En estos casos, es fundamental valorar si este estancamiento puede ser debido a la presencia de parásitos.

Los parásitos se clasifican de acuerdo a su estructura, forma, función y características reproductivas. Las cuatro categorías básicas de parásitos que infectan a los humanos son los que se describen a continuación.

Protozoarios

Éstos son organismos compuestos de una sóla célula. Se reproducen con mucha rapidez y pueden colonizar el intestino a gran velocidad. En ciertos individuos pueden viajar del intestino a la sangre y alcanzar cualquier órgano del cuerpo.

Trematodos

Éstos son organismos más complejos que los protozoos. Son multicelulares y se ahieren al anfitrión con dos ventosas ventrales. Los humanos podemos infectarnos al comer: vegetación acuática infectada como pueden ser los berros y brotes de bambú; pescado; o al beber agua infectada. Una vez dentro del organismo pueden trasladarse a diferentes órganos y vasos sanguíneos.

Cestodos

Formados por segmentos. Su infección ocurre, generalmente, al comer carne o pescado poco cocinados que contienen larvas. Una vez que la larva entra en el organismo se convierte en adulto dentro del intestino delgado. El parásito se adhiere a la pared intestinal a través de su propia cabeza.

Nematodos

Son los parásitos comúnmente denominados «gusanos». Su contagio puede ocurrir al comer carne de cerdo poco cocinada o a través de la comida, agua y de persona a persona. Los huevos pueden sobrevivir fuera del organismo durante semanas. Por este motivo es un parásito muy fácil de trasmitirse a través de sábanas, toallas, ropa, moquetas, bañeras o asientos del baño. Suelen vivir en el intestino y apéndice, donde se sospecha que pueden causar apendicitis.

La forma más común, en nuestra sociedad, de infectarse de parásitos es a través del agua, comida, mascotas, parvularios y escuelas, lugares a donde viajamos, y prácticas sexuales. Por ejemplo, el cloro del agua es efectivo contra las bacerias, pero inefectivo ante ciertos parásitos; las frutas y los vegetales mal lavados son una fuente común de infecciones especialmente los importados de países donde los parásitos son endémicos; por otro lado, la carne y el pescado poco cocinados pueden ser fáciles portadores; las mascotas con las que convivimos pueden infectarnos a través del pelo, pulgas, heces, etc.; los parvularios y escuelas a través de los pañales, lavabos, juguetes; los viajes a lugares donde las infecciones parasitarias son endémicas siempre acarrean un riesgo de infección: las prácticas sexuales que incluyeen sexo oral, anal y manipulación digital con una persona infectada pueden favorecer el contagio.

Existen autores excelentes sobre el tema de parásitos, como el doctor Hermann Bueno, gracias a los cuales sabemos que los síntomas causados por parásitos suelen deberse a la irritación de los tejidos que atacan, causando inflamación, edema, etc. Una continua irritación puede producir degeneración y destrucción del tejido. El cuerpo combate este daño produciendo eosinófilos (un tipo de glóbulo blanco). Sin embargo, la excesiva producción de eosinófilos puede, a su vez, causar reacciones alérgicas, inflamación y dolor. La irritación e inflamación intestinal causa la formación de mucosidad como protección. Ésta interfiere con la digestión y absorción de nutrientes, especialmente la vitamina A y ácidos grasos esenciales. Por otro lado, los parásitos producen tóxicos, los cuales circulan por el organismo causando irritación del sistema nervioso, entre otros sistemas. La invasión continua y prolongada de parásitos suele deprimir el sistema inmunitario, dejando a la persona expuesta a otras infecciones.

Los **síntomas** más comunes relacionadas con una infección parasitaria son:

- Dolor abdominal.
- Tos seca.
- Distensión abdominal.
- Diarrea y/o estreñimiento.
- Vómitos.

- Mal aliento.
- Palpitaciones.
- Insomnio.
- Labios azulados.
- Picor.
- Décimas de fiebre.
- Dolor de espalda.
- Sangre en las heces.
- Flatulencia.
- Pérdida de peso.
- Vértigo.
- Retención de líquido.
- Nerviosismo.

Las **enfermedades** o desequilibrios más relacionadas con una infección parasitaria son:

- Hipoglucemia reactiva.
- Hipotiroidismo.
- Problemas respiratorios.
- Enfermedades autoinmunes.
- Colitis.
- Artritis.
- Síndrome del Intestino Irritable.
- Depresión.
- Síndrome de la Fatiga Crónica.

Tratamiento

Alimentación

Además de seguir los mismos pasos de la dieta para el tratamiento de la candidiasis, es importante añadir a la alimentación:

- Semillas de calabaza, ya que ayudan a desparasitar el intestino.

- Alimentos ricos en vitamina A y betacaroteno, ya que estos nutrientes fortalecen el sistema inmunitario y refuerzan las mucosas, especialmente del intestino y del sistema respiratorio, que son blanco de tiro para los parásitos. Alimentos ricos en estos nutrientes son: huevos, vegetales de color amarillento, anaranjados y rojos (tomates, nabos, pimientos anaranjados/rojos/amarillos, limones, zanahorias, rabanitos, chirivías, etc.).

- Aceites grasos esenciales como son las semillas de lino, calabaza, sésamo y girasol; frutos secos; pescado azul; y aceites crudos de semillas, ya que estos alimentos ayudan a lubricar el intestino irritado y transportan la vitamina A tan necesaria para reparar las mucosas.

- Alimentos ricos en azufre como son: col, coliflor, brócoli, bróquil, coles de Bruselas, rabanitos, cebollas, ajo, puerros, nabos, etc. El azufre produce una capa protectora intestinal que hace que los parásitos tengan más dificultad en adherirse a la pared intestinal. Además, el azufre ayuda a desin-

138

toxicar el hígado, el cual suele estar muy conges-
tionado cuando hay una candidiasis y/o parasito-
sis, debido a los tóxicos generados por estos
organismos.

● El tomillo, clavo y salvia también poseen propiedades antiparasitarias y deben usarse frecuentemente en la cocina.

Suplemento antiparasitario

Existen hoy en día suplementos antiparasitarios que
combinan diferentes sustancias muy efectivas. Entre
ellas, se encuentran: ajo, semillas de pomelo, hinojo,
artemisa, fenogreco, nogal negro, sello de oro, ajenjo,
etc... El producto que suelo usar para el tratamiento de
parásitos es el Wormwood and Black Walnut Formula
(ver *Fuentes de información*) que contiene: ajo, ajenjo,
hinojo, fenogreco y nogal negro. Las dosis que uso son
las siguientes:

● Durante 5 días - 2 cápsulas, 3 veces diarias, después de las comidas.
● Durante 10 días - 1 cápsula, 3 veces diarias, después de las comidas.
● Durante 5 días - 2 cápsulas, 3 veces diarias, después de las comidas.

Durante el tratamiento antiparasitario no aconsejo tomar suplementos nutricionales. La razón es que ciertas vitaminas y minerales pueden alimentar y «energetizar» a los parásitos. Por esta razón, si sospecho que la persona con candidiasis también sufre de parásitos, ante todo recomiendo seguir la dieta antifúngica y al cabo de un par de semanas (antes de seguir adelante con el tratamiento para la candidiasis) recomiendo el tratamiento antiparasitario. Así, cuanto antes se eliminen los parásitos, antes podrá la persona empezar a tomar nutrientes con el fin de reestablecer su equilibrio celular.

Ansiedad y ataques de pánico causados por hipoglucemias reactivas

Muchas de las personas que sufren de candiadisis crónica desarrollan ataques de pánico y ansiedad. Este es uno de los motivos por los que la candidiasis suele pasar desapercibida entre la medicina convencional: el paciente con ataques de pánico es clasificado de paciente ansioso, y de esta forma se descarta cualquier desequilibrio físico, ya que todos sus síntomas, según el médico, son de origen emocional.

Los ataques de pánico son considerados un miedo irracional relacionado con traumas psicológicos o factores emocionales desconocidos. Todos los esfuerzos llevados a cabo para ayudar a las personas que los sufren se basan en terapias psicológicas y/o fármacos tranquilizantes para aliviar la ansiedad que indiscutiblemente los acompaña.

Al paciente se le repite una y otra vez que tiene que aprender a dominar sus pensamientos para no producir los síntomas. Sin embargo, los pensamientos se generan en el cerebro y éste es un órgano físico que responde a mensajes químicos. Al igual que cualquier otro órgano del cuerpo, el cerebro puede ser alimentado correctamente, malnutrido o dañado, y reaccionará en consecuencia.

Ahogo, palpitaciones, sensación de desmayo, mareo o inestabilidad, sofocos, sudoración, sensación de hormigueo o entumecimiento en las extremidades, temblor, nauseas, miedo intenso, sensación de irrealidad, confusión mental, nerviosismo, incoordinación, etc. Éstos son los síntomas clásicos de un ataque de pánico. Sin embargo, también son los mismos síntomas que pueden experimentar las personas que sufren (en la mayoría de los casos sin saberlo) de hipoglucemia reactiva.

Las cándidas, como ya he mencionado en capítulos anteriores, se alimentan principalmente de glucosa. Esto significa que la glucosa que obtenemos de los alimentos que ingerimos pasa «a manos» de las cándidas en vez de a nuestra células. Es muy normal que la persona con candidiasis crónica tenga un deseo muy fuerte de ingerir sustancias dulces o sustancias que aumenten la glucosa de la sangre: por un lado las células no están recibiendo esta sustancia tan vital para la salud; por otro, las cándidas necesitan alimento. No es de extrañar que una persona que sufre de candidiasis crónica muestre síntomas de un desequilibrio de la glucosa, que normalmente se manifiesta como hipoglucemias reactivas, las cuales se pueden confundir con ataques de pánico.

142

¿Qué es la hipoglucemia reactiva?

Bioquímicamente hablando, la hipoglucemia reactiva es una concentración de glucosa en la sangre más baja de lo normal para los estándares de la persona que la sufre. El nivel de glucosa en sangre de una persona hipoglucémica sube después de las comidas y tiene un descenso significativamente más bajo de lo normal al cabo de entre 2 y 5 horas.

La glucosa es el alimento principal del cerebro y del sistema nervioso. Ninguno puede sintetizarla o guardarla. Así pues, si la concentración de glucosa en sangre baja a un nivel crítico, tanto el sistema nervioso como el cerebro se verán afectados causando un sinfín de síntomas. Sin embargo, el nivel de glucosa en sangre fluctúa en un margen más o menos pequeño durante el día, dependiendo de las comidas y del tiempo transcurrido entre éstas, sin que dicha fluctuación cause una disfunción cerebral. A esto NO se le llama hipoglucemia reactiva. También, en algunos momentos, ciertas personas pueden experimentar una bajada transitoria de los niveles de glucosa, la cual es rápidamente rectificada por los propios mecanismos de regulación de la glucosa de los que dispone el organismo.

Es importante aclarar que el nivel de glucosa promedio está entre 70 y 115 mg/dl. Sin embargo, esta cifra es simplemente una aproximación. Algunas personas tienen un nivel por debajo y, en cambio, se sienten perfectamente; mientras otras mantienen los niveles dentro de estos parámetros, aún cuando sufren un bajón, y sin embargo, sienten un gran malestar.

143

Los síntomas de la hipoglucemia reactiva están divididos en dos grandes grupos. Los síntomas neuroglucopénicos, causados cuando el cerebro no recibe suficiente
cantidad de glucosa; y los síntomas neurogénicos, que se
manifiestan cuando las glándulas suprarrenales producen
adrenalina y noradrenalina, con el fin de volver a subir los
niveles de glucosa de la sangre.

Síntomas neuroglucopénicos

Debilidad, llanto, angustia, visión borrosa,
confusión, fatiga, irritabilidad, pánico,
nerviosismo, falta de concentración,
incoordinación, depresión.

Síntomas neurogénicos

Sudor, sofoco, taquicardia, mareos, náusea,
temblores, vértigo, sensación de pánico y miedo,
ansiedad, dolores de cabeza, espasmos
intestinales, ahogo, sensación de hormigueo.

Estos síntomas suelen ser episódicos, y se relacio-
nan con el tiempo transcurrido y el contenido de la comida previa. Normalmente, mejoran al comer. Tienen
su razón de ser: en circunstancias normales la glucosa
de la sangre se mantiene dentro de un margen de varia-
ción bastante estrecho controlado por diferentes hormonas, las cuales responden rápidamente al menor
cambio. Con la ingesta y metabolismo de carbohidratos (verduras, ensaladas, cereales, etc.), los niveles de

glucosa en la sangre aumentan de forma constante, activando la producción de una cantidad moderada de insulina. Ésta disminuye paulatinamente los niveles de glucosa escoltándola, por un lado, a las células, y, por otro, enviándola al hígado y los músculos para ser almacenada.

Sin embargo, cuando se consumen azúcares (azúcar de mesa, miel, fructosa, etc.) o carbohidratos refinados (harinas refinadas como pan blanco, pasta, bollería, etc.), los niveles de glucosa aumentan desproporcionadamente. Esto hace que el páncreas segregue una fuerte cantidad de insulina, lo cual provoca una retirada de glucosa demasiado brusca: en otras palabras, aparece la hipoglucemia reactiva con sus correspondientes síntomas neuroglucopénicos.

El hipotálamo cuando siente este bajón de glucosa, activa el sistema nervioso autónomo (SNA), a través del cual se segregan catecolaminas (adrenalina y noradrenalina, principalmente). Estas hormonas estimulan la salida del glucógeno almacenado, lo cual produce un aumento de los niveles de glucosa. Esta producción de catecolaminas es la causante de los síntomas neurogénicos.

Con los años, y si la costumbre de comer azúcares y carbohidratos refinados continúa, el organismo es condicionado a producir más y más insulina, y a su vez, más y más catecolaminas. Esto produce un agotamiento tanto del páncreas como de las suprarrenales, llegando, también, a afectar la forma en que el cuerpo se enfrenta a cualquier otra situación de estrés. No es de extrañar que el paciente que sufre de hipoglucemia reactiva y candidiasis se sienta estresado y ansioso, e infinidad de veces sea víctima de un mal diagnóstico basado únicamente en su estado emocional.

No solamente el azúcar y los carbohidratos refinados son los responsables del desarrollo de la hipoglucemia reactiva, también los cigarrillos y el café pueden producir o empeorar este desequilibrio. Estas sustancias activan directamente las glándulas suprarrenales para producir catecolaminas, las cuales, como ya he mencionado anteriormente, activan la salida del glucógeno y, por lo tanto, el aumento de glucosa. Para contrarrestar, el páncreas libera insulina y como resultado aparece el «bajón» de glucosa en la sangre.

De hecho, en un estudio de investigación sobre el tabaco y la hipoglucemia reactiva realizado por el doctor Don C. Hemingway, publicado en el *Journal of Orthomolecular Medicine*, observó que si a fumadores con hipoglucemia se les hacía fumar un cigarrillo y se les sometía al test de tolerancia de la glucosa, sus niveles de glucosa aumentaban, mostraban una mejoría física inmediata y disminuían sus síntomas de hipoglucemia. Así se dio cuenta de que el organismo aprende muy rápidamente a anhelar un cigarrillo cuando los niveles de glucosa disminuyen. Parece ser que lo mismo ocurre con la cafeína. Por otro lado, el alcohol inhibe la movilización de las reservas de glucosa del hígado causando una severa hipoglucemia.

Las personas con candidiasis crónica normalmente han abusado durante años de estas sustancias (azúcares, carbohidratos refinados, alcohol, café y té, cigarrillos, etc.), ya sea por costumbre cultural o porque el cuerpo en estado de desequilibrio se las ha pedido. Es fundamental

146

tener en cuenta la hipoglucemia reactiva y la candidiasis en pacientes con ataques de pánico, sobre todo, en aquéllos que no encuentran ningún motivo emocional, trauma o shock vivido que pueda estar causándolos.

Diagnóstico

El test que suele llevarse a cabo para verificar una posible hipoglucemia reactiva es el test de tolerancia de la glucosa (que suele hacerse en un periodo de 2 a 6 horas). Sin embargo, pocos médicos lo recomiendan.

Personalmente opino que si se decide llevar a cabo este test de laboratorio, debe ser únicamente para confirmar el diagnóstico, y NUNCA para descartarlo.

Es importante respetar la individualidad bioquímica de cada paciente: hay personas que durante el test pueden mostrar síntomas y malestar con tan sólo una reducción de 2 mg de glucosa dentro de los parámetros aceptados y, sin embargo, el test no indicará ningún desequilibrio.

Por otro lado, se ha demostrado en diversos estudios, por ejemplo, el de la doctora Taylor publicado en el *Journal of Behavioural Medicine*, en 1988, que los síntomas que aparecen durante el test son más intensos no en el momento más bajo del nivel de glucosa, sino media hora más tarde. Esto puede despistar a la hora de hacer un diagnóstico.

Por otro lado, el punto más bajo del nivel de glucosa puede durar muy poco rato, y si las muestras de sangre no se toman muy regularmente la hipoglucemia reactiva puede pasar desapercibida.

Si se lleva a cabo el test, es importante también tener en cuenta la dieta del paciente; los horarios de comida; historia familiar de migrañas, alergias, diabetes, epilepsia, depresión, etc.; desequilibrios sufridos en el pasado como hepatitis, problemas de vesícula, náuseas durante el embarazo, etc.; y posibles deficiencias nutricionales.

Tratamiento

Dieta

Es fundamental seguir la misma dieta antifúngica (ver *Primera fase: preparación*).

Al igual que en la dieta antifúngica, es fundamental comer algo de proteína en cada comida (ya sea proteína vegetal o animal). Ésta incluye: carne, pescado, huevos, algas, frutos secos y semillas, productos de soja, legumbres mezcladas con cereales... La proteína provoca la producción de la hormona glucagón, la cual contrarresta la descarga de insulina, y previene los descensos bruscos de glucosa.

También es importante comer regularmente durante el día. Hay pacientes que hacen las tres comidas de rigor diarias, pero del desayuno a la comida pueden pasar entre 6 y 7 horas. Por esto, para valorar la hipoglucemia reactiva es importante preguntarle al paciente sus horarios de comidas. No deben pasar más de 3 horas sin ingerir algún tipo de alimento. Así pues, es importante respetar las 3 comidas principales, más un *snack* a media mañana y otro a media tarde.

Suplementos

Existen varios nutrientes fundamentales para el control de la glucosa. Sin embargo, ante todo creo fundamental seguir, en primer lugar, el tratamiento general de la candidiasis, respetando las necesidades nutricionales de cada persona. Si, a pesar del tratamiento la persona sigue manifestando síntomas de hipoglucemia reactiva, recomiendo hacer especial hincapié en los siguientes nutrientes (si alguno de estos nutrientes ya se están tomando como parte del tratamiento general de la candidiasis, es importante comprobar que realmente se están cubriendo las dosis recomendadas).

Zinc

Se encarga de la producción, almacenamiento y descarga de insulina. Su deficiencia puede causar bajadas de glucosa.

Síntomas relacionados con la deficiencia de zinc:
- Poco sentido del gusto o del olfato.
- Marcas blancas en más de dos uñas.
- Infecciones frecuentes.

- Estrías.

- Acné o piel grasa.

- Infertilidad.

- Palidez.

- Tendencia a la depresión.

- Poco apetito.

Dosis óptimas: 30-60 mg diarios. La mejor hora para tomarlo es o bien con la merienda o bien con la cena. Hay que tener cuidado de no tomarlo con el estómago vacío porque puede producir náuseas.

Cromo

Forma parte del llamado «factor de tolerancia de la glucosa». Este factor trabaja conjuntamente con la insulina para regular los niveles de glucosa. El cromo aumenta la tolerancia del organismo a la glucosa.

Síntomas relacionados con la deficiencia del cromo:

- Excesiva sudoración o sudor frío.

- Mareos o irritabilidad después de 6 horas sin comer.

- Necesidad de comer frecuentemente.

- Manos frías.

- Necesidad de dormir en exceso o sensación de somnoliencia durante el día.

- Sed excesiva.

- Adicción a lo dulce.

Dosis óptimas: 200-600 mcg diarios, repartidos durante las comidas principales. Si durante la toma de este nutriente los sueños se vuelven muy vívidos, es mejor interrumpir la toma de la cena.

Magnesio

Cumple una importantísima labor en la descarga y acción de la insulina. También convierte la glucosa en energía. Casualmente, su deficiencia está asociada a la aparición de ataques de pánico.

Síntomas relacionados con la deficiencia de magnesio:

- Espasmos o temblores musculares.
- Debilidad muscular.
- Insomnio o nerviosismo.
- Presión sanguínea alta.
- Latidos irregulares de corazón.
- Estreñimiento.
- Convulsiones.
- Hiperactividad.
- Depresión.

Dosis óptimas: 400 mg diarios, repartidos durante el día con las comidas. Una de las tomas debe ser a la hora de la cena, ya que el magnesio es un gran relajante, calmante y ayuda a dormir.

Vitaminas del grupo B

Especialmente la B_3, B_5 y B_6, son vitales para el metabolismo de los carbohidratos, además de equilibrar las glándulas suprarrenales, el páncreas e hígado. La vitamina B_6, por ejemplo, ayuda también a metabolizar el magnesio y a absorber mejor el zinc.

Síntomas relacionados con la deficiencia de vitamina B_3:

- Falta de energía.
- Diarrea.
- Insomnio.
- Dolor de cabeza o migraña.
- Falta de memoria.
- Ansiedad o tensión.
- Depresión.
- Irritabilidad.
- Encías blandas o propensas a sangrar.

Dosis óptimas: 500-1.000 mg diarios repartidos durante el desayuno y la comida. Al utilizar estas dosis tan altas es muy importante que el producto especifique en la etiqueta «efecto no ruborizante», de lo contrario se puede producir un rubor muy fuerte y desagradable, aunque en absoluto peligroso.

Síntomas relacionados con la deficiencia de vitamina B_5:

- Temblores musculares o calambres.
- Apatía.

- Falta de concentración.
- Sensación de quemazón en los pies o dolor de talones.
- Náuseas o vómitos.
- Falta de energía.
- Fatiga con el mínimo ejercicio.
- Ansiedad o tensión.
- Rechinar de dientes.

Dosis óptimas: 500-1.000 mg diarios repartidos durante el desayuno y la comida.

Síntomas relacionados con la deficiencia de vitamina B_6:
- Incapacidad para recordar sueños.
- Retención de agua.
- Cosquilleo en las manos.
- Depresión o nerviosismo.
- Irritabilidad.
- Temblores musculares o calambres.
- Falta de energía.
- Piel seca.

Dosis óptimas: 200 mg diarios, repartidos durante el desayuno y la comida.

Vitamina E

Favorece la entrada de glucosa en los músculos, mejorando los síntomas de la hipoglucemia.

153

Síntomas relacionados con la deficiencia de vitamina E:

- Poco deseo sexual.
- Agotamiento después del mínimo ejercicio.
- Cardenales sin causa aparente.
- Cicatrización lenta.
- Varices.
- Poco tono muscular.
- Infertilidad.

Dosis óptimas: 400-1.000 u. i. diarias. Cuidado con esta vitamina si se sufre de hipertensión. En este caso, se empezará por dosis pequeñas de 100 u. i. y se irá subiendo la dosis cada semana paulatinamente, controlando siempre la presión sanguínea. Recomiendo en casos de hipertensión buscar el asesoramiento de un terapeuta.

Vitamina C

Es fundamental para normalizar la producción de insulina. Se encuentra en grandes cantidades en las glándulas suprarrenales y es fundamental para la producción de adrenalina y cortisol.

Síntomas relacionados con la deficiencia de vitamina C:

- Resfriados frecuentes.
- Falta de energía.
- Infecciones frecuentes.
- Encías blandas o propensas a sangrar.

- Cardenales sin causa aparente.
- Sangrados de nariz.
- Cicatrización lenta.
- Puntos rojos en la piel.

Dosis óptimas: 1.000-5.000 mg diarios, repartidos durante el desayuno y la comida.

Suplementos nutricionales para el tratamiento de la hipoglucemia reactiva

- **Zinc**
  Dosis: 30-60 mg
- **Cromo**
  Dosis: 200-600 mcg
- **Magnesio**
  Dosis: 400 mg
- **Vitaminas del grupo B**
  Vitamina B_3: 500-1.000 mg
      (efecto «no ruborizante»)
  Vitamina B_5: 500-1.000 mg
  Vitamina B_6: 200 mg
- **Vitamina E**
  Dosis: 400-1.000 u. i.
      (cuidado con esta vitamina si
      se sufre hipertensión)
- **Vitamina C**
  Dosis: 1.000-5.000 mg

Este tratamiento se deberá acompañar con un suplemento multinutriente completo.

No hay que olvidar que cuando se toman nutrientes específicos, es de vital importancia tomar como base un suplemento multinutriente, de lo contrario pueden aparecer desequilibrios nutricionales. Sin embargo, hay que tener en cuenta las dosis de los nutrientes que contienen los suplementos multinutrientes, a la hora de introducir suplementos nutricionales extras. Por ejemplo, si se está tomando como base un multinutriente que contiene zinc, y se considera necesario añadir zinc extra, es fundamental tener en cuenta la dosis presente en el multinutriente. De no ser así, se corre el riesgo de tomar dosis demasiado fuertes que, a su vez, pueden producir desequilibrios en otros nutrientes.

Una vez más, es importante hacer mención al hecho de que no todas las personas con candidiasis y ansiedad requieren tomar todos estos nutrientes arriba mencionados. El diseño de un programa hecho a medida debe tener en cuenta las necesidades individuales de cada persona. La mejor valoración la puede hacer un terapeuta de nutrición ortomolecular.

Ejercicio

El ejercicio es fundamental para nuestra salud. Sin embargo, el nivel de glucosa con el exceso de ejercicio puede disminuir. Así pues, se recomienda seguir una rutina de ejercicio suave. Se sabe que éste ayuda a mantener unos niveles óptimos hormonales, además de ayudar a que la glucosa entre mejor a las células aumentando la energía, sin requerir insulina.

Buenas opciones de ejercicio son: caminar, nadar, ir en bicicleta, yoga, tai-chi, trampolín, etc. Es importante practicarlo regularmente, un mínimo de 3 veces por semana, con sesiones de media hora cada una.

En conclusión, es importante tener en cuenta que no todos los casos de ansiedad y ataques de pánico son debidos a desequilibrios emocionales. En algunos casos el problema puede radicar en un desequilibrio de la glucosa, y/o en una candidiasis crónica.

Muchos casos de ataques de pánico han sido exitosamente resueltos de forma muy sencilla eliminando una candidiasis crónica y equilibrando los niveles de glucosa de la sangre con una buena alimentación, nutrientes y ejercicio.

157

Hipotiroidismo

En mi experiencia clínica he observado que un gran porcentaje de pacientes con candidiasis crónica suele manifestar también características y síntomas de hipotiroidismo (hayan sido diagnosticados o no de este desequilibrio). Es muy común encontrarse con pacientes que, por un lado, no han sido diagnosticados ni de candidiasis ni de hipotiroidismo; y, por otro, pacientes que han sido diagnosticados únicamente de hipotirodismo pero no de candidiasis. Es frecuente encontrar que el origen del hipotiroidismo es, muchas veces, debido a unas cándidas antiguas y enmascaradas, y, normalmente, tratando la candidiasis la tiroides vuelve a recobrar su función y salud.

La forma en que la candidiasis puede afectar la salud de la tiroides suele ser debida a varios factores. Por un lado, la candidiasis puede provocar inflamación intestinal, y por consiguiente, disminución de la absorción de nutrientes. La tiroides, su función y la producción de sus hormonas, son increíblemente sensibles a la desnutrición. Por ejemplo, y como veremos más adelante, la deficiencia de vitamina A puede causar disminución de tiroxina (hormona tiroidea). Por otro lado, los tóxicos causados por la candidiasis pueden fácilmente atacar esta glándula disminuyendo su función.

La forma en la que el organismo reacciona y se enfrenta a las enfermedades depende de un metabolismo sano. Éste es la suma de todas las reacciones que ocurren en el cuerpo y la velocidad con la cual el organismo quema la comida y el oxígeno. La glándula tiroides es de vital importancia para la salud porque es la que controla dicho metabolismo. Esto explica porqué cuando las células del organismo no reciben un nivel adecuado de hormonas tiroideas se produce una ralentización de casi todas las funciones del cuerpo, incluso del cerebro.

La glándula tiroides produce las hormonas tiroxina (T4) y triyodotironina (T3), a través de dos materias primas que son el mineral yodo y el aminoácido tirosina. El yodo es transportado de la sangre a la tiroides donde, una vez allí, se une a la tirosina presente en las células de dicha glándula. Ambos nutrientes se extraen de la dieta: el yodo a través del marisco, pescado y algas; y la tirosina a través del aminoácido fenilalanina, que se encuentra en el pescado, carne, almendras, semillas de calabaza y sésamo, garbanzos y lentejas. Sin embargo, para que la fenilalanina se convierta en tirosina es importante disponer de un nivel adecuado de las vitaminas B_6 y C. Una vez que el yodo y la tirosina se han unido, a raíz de un complejo proceso bioquímico, se forman las hormonas T4 y T3. Alrededor del 90 % de la producción de estas hormonas ocurre como T4 y el 10 % como T3. Sin embargo, antes de que dichas hormonas lleguen a los receptores de las células, la mayoría de la T4 pierde un átomo y se convierte en T3, la cual tiene mayor afinidad con los receptores celulares y es cuatro veces más potente que su compañera.

Las manifestaciones y síntomas del hipotiroidismo son muchos, aunque los más característicos son:

Sensibilidad al frío, falta de memoria, disminución de la líbido, depresión, exceso de peso o incapacidad para perderlo, retención de líquidos, estreñimiento y gases, colesterol y triglicéridos altos, piel seca y cortada de las manos y pies, tez amarillenta o pálida, caída del cabello, agotamiento, pérdida de los extremos de las cejas, infecciones continuas.

La mezcla de los síntomas de la candidiasis junto con los del hipotiroidismo hacen la vida de la persona que los sufre un verdadero infierno.

Al observar la relación tan estrecha entre candidiasis e hipotioridismo decidí investigar sobre el tema y encontré información muy interesante al respecto proveniente del doctor Michael McNett, experto en la conexión entre candidiasis e hipotiroidismo y fibromialgia. El doctor McNett en una entrevista hecha por Mary Shomon (autora y experta en temas de la tiroides), explica que cuando el sistema inmunitario ataca las células de la cándida, se produce la ruptura de dichas células y la descarga de su contenido en nuestro organismo. Estos químicos, parece ser, interfieren con la habilidad de las hormonas tiroideas de producir sus efectos en las células. Según sus observaciones, los receptores de las hormonas tiroideas están divididos en varios tipos: los que están presentes en ciertas partes del cerebro, glándula tiroides y pituitaria que se encar-

161

gan de marcar los niveles de las hormonas tiroideas en la sangre; y los presentes en el resto del cerebro, piel, músculos, huesos y tejido conectivo. Según el doctor McNett, los productos químicos producidos por las cándidas afectan únicamente a estos últimos receptores y, en su opinión, es por esto que los análisis de sangre suelen salir normales aún habiendo hipotiroidismo, ya que los receptores encargados de marcar los niveles de las hormonas tiroideas no quedan afectados.

Cuando una persona sufre candidiasis crónica la mucosa intestinal suele estar inflamada e hiperpermeable, afectando la absorción de nutrientes. Sin embargo, la glándula tiroides para su buen funcionamiento necesita una serie de nutrientes muy importantes. Éstos son: las vitaminas A, B_2, B_3, B_6, B_{12}, C, E; los minerales selenio, zinc, cobre y yodo; el aminoácido L-tirosina; y los ácidos grasos esenciales (Omega 3 y 6). Sin estos nutrientes la tiroides no puede producir un nivel óptimo de hormonas, ni la hormona T4 puede convertirse en T3, ni los receptores de dichas hormonas en las células pueden funcionar correctamente.

Diagnóstico

La forma de diagnóstico más común que usa la medicina tradicional para detectar el hipotiroidismo es a través de un análisis de sangre donde se analizan valores hormonales sanguíneos, normalmente de la T4, T3 y tirotrofina (TSH). Sin embargo, las causas de hipotiroidismo no suelen ser, únicamente, una baja producción de hormonas. Hay que tener en cuenta la conversión de la hormona T4 en T3 y una deficiencia o resistencia de los receptores celulares de dichas hormonas. Por otro lado, se podrían discutir los parámetros de referencia que determinan si una persona tiene un nivel de hormonas adecuado, ya que éstos son demasiado amplios. Además, este tipo de analítica convencional tampoco mide el nivel intracelular de la hormona T3. En otras palabras, una persona puede presentar unos niveles correctos en sangre de dichas hormonas y, aún así, sufrir de hipotiroidimso leve, ya que las células pueden no estar recibiendo las cantidades adecuadas de hormonas.

El hipotiroidismo más comúnmente diagnosticado es el relacionado con la escasa fabricación de las hormonas T3 y T4 y el exceso de producción de la hormona TSH. Sin embargo, como menciono en el párrafo anterior, existen otros factores causantes del hipotiroidismo y éstos suelen pasar desapercibidos.

Debido a la variedad de síntomas, es importante que a la hora de diagnosticar tengamos en cuenta el historial clínico, hábitos de vida, tipo de alimentación, temperatura basal y estado emocional del paciente. Cierto tipo de información puede ser de vital importancia para realizar un diagnóstico adecuado. Por ejemplo, una mujer con hipotiroidismo es posible que haya tenido su primera menstruación muy temprano (a los 10 u 11 años), o, por el contrario, muy tarde (a los 17 o 18 años). Sus menstruaciones suelen ser irregulares y dolorosas. Esta mujer posiblemente haya tenido problemas para concebir o inexplicables abortos. Sus hijos

Test de la temperatura basal de Barnes

● Las mujeres en edad fértil deben hacer este test el segundo, tercer y cuarto días de la menstruación (esto es debido a que la progesterona es una hormona activadora de la tiroides, por lo cual es mejor hacer la medición en un momento del mes en que la producción de progesterona sea baja). Por el contrario, las mujeres sin menstruación o los hombres pueden escoger 3 o 4 días seguidos del mes a su conveniencia.

● La noche anterior se debe dejar el termómetro de mercurio preparado al lado de la cama.

● Al despertarse a la mañana siguiente, y **ANTES DE LEVANTARSE** se coloca el termómetro en la axila durante 10 minutos. **ES MUY IMPORTANTE** moverse lo menos posible durante la prueba.

● Después de 10 minutos, se lee el termómetro y se anota la temperatura y el día.

suelen nacer grandes, ya que el feto produce cantidades extras de la hormona T3, la cual estimula el crecimiento. También suele alcanzar la menopausia antes de la edad estimada. Todos estos datos deben tenerse en cuenta a la hora de hacer el diagnóstico.

Sin duda, el método más fiable para detectar un hipotirodismo leve, desarrollado por el doctor Broda Barnes es el del test de la temperatura basal, conocido también por «test de temperatura basal de Barnes». El ritmo al cual el cuerpo produce calor se llama «índice metabólico». Muchos factores pueden afectar este índice, por ejemplo, el ejercicio, adrenalina, ingestión de comida, clima, etc. Por este motivo, el índice metabólico se mide bajo unas condiciones específicas: cuando el cuerpo está recién despertado, en reposo, tranquilo y sin alimento. La medición obtenida bajo estas condiciones se llama «índice metabólico basal» (IMB). Las hormonas producidas por la tiroides aumentan el IMB al estimular el uso celular de oxígeno para producir energía. Por esto, dos de los síntomas más comunes en el hipotiroidismo son: temperatura baja, debido a un bajo IMB; y cansancio, sobre todo por la mañana, ya que existe poca producción de energía celular.

La temperatura debe oscilar entre 36,5 °C y 36,8 °C. Si por el contrario, ésta se muestra consistentemente por debajo de 36,5 °C, y especialmente si va acompañada de algunos de los síntomas mencionados anteriormente, puede reflejar un hipotiroidismo. Es importante tener claro que no todas las personas con la temperatura baja sufren de hipotiroidismo. Por eso, es importante analizar la persona en su conjunto.

La solución que se les ofrece a las personas con hipotiroidismo suele ser la toma de tiroxina de forma sintética, levotiroxina. En otras palabras, la hormona T4. La energía que genera una persona está determinada por la capacidad de conversión de las hormonas T4 en T3, y por la capacidad de las células de recibir la hormona T3. Estos factores influyen mucho más en la salud de la persona, que la cantidad de T4 presente en sangre. Por este motivo, el hecho de tomar levotiroxina no garantiza la mejoría del paciente. Si su organismo no tiene capacidad de convertir la levotiroxina en T3, el exceso de esta hormona en la sangre no sólo no le resolverá sus síntomas de hipotiroidismo, sino que además puede causarle síntomas extras tan desagradables como agitación, sudoración y aumento del ritmo cardíaco.

Tratamiento para el hipotiroidismo

Dieta

En primer lugar, es fundamental seguir la dieta antifúngica para el tratamiento de la candidiasis. Sin embargo, ésta deberá modificarse levemente. Es aconsejable consumir lo menos posible los alimentos supresores de la tiroides, que son:

- Col, coliflor, coles de Bruselas, nabos, rabanitos, espinacas, zanahorias, productos de soja, nueces y mijo.
- Melocotones, peras, fresas y cacahuetes (evitar estos alimentos cuando se empiece a relajar la dieta).

Algunos de estos alimentos contienen tiocianato, el cual compite con el yodo para entrar en las células de la tiroides.

Por el contrario, se deben incrementar los alimentos estimulantes de la tiroides, que son:

- Perejil, huevos, pescado azul, algas, almendras, berros, pepino, guisantes, carne, almendras, semillas de calabaza y sésamo, garbanzos y lentejas.

- Manzanas, naranjas y albaricoques (alimentos a tener en cuenta cuando se empiece a relajar la dieta).

Es muy importante comer regularmente y tomar suficiente proteína (ver *Primera fase: preparación*) para evitar altibajos en los niveles de glucosa: la hipoglucemia reactiva agota la secreción de las glándulas suprarrenales.

La comida puede reducir o retardar la absorción de la levotiroxina. Es mejor tomar la medicación alejada de la comida (cualquier cambio relacionado con la medicación debe consultarse al médico). De igual manera hay que tener cuidado a la hora de tomar suplementos nutricionales, ya que el calcio y el hierro pueden interferir con la absorción de la levotiroxina. Por este motivo, la comida y la ingesta de suplementos debe separarse de la toma del medicamento.

Nutrientes

En el capítulo del tratamiento de la candidiasis he mencionado los nutrientes más comúnmente deficientes entre las personas que sufren de candidiasis crónica. La mayoría de estas deficiencias se repiten en personas con hipotiroidismo. Es importante tener en cuenta que durante el tratamiento de la candidiasis se está tratando todo el organismo y buscando un equilibrio general. De hecho, es fundamental recordar que la nutrición ortomolecular no trata la candidiasis crónica, sino a la persona con candidiasis crónica, y esto significa que el tratamiento no va destinado únicamente a la salud del intestino sino a cada una de las células del organismo. De esta forma mientras se trata la candidiasis también se está tratando el hipotirodismo y cualquier desequilibrio celular presente en el organismo.

Sin embargo, cuando, a pesar del tratamiento de la candidiasis, se considera necesario añadirle una ayuda directa a la tiroides se puede introducir durante una época el Ela-Vites de la marca Nature´s Plus. Este suplemento tiene una combinación muy buena de nutrientes que incluyen fenilalanina, tirosina, vitamina C y B₆.

La fenilalanina es un aminoácido precursor de la tirosina (alimento principal de la tiroides). Las enzimas metabólicas que hacen posible que la fenilalanina se convierta en tirosina dependen de la vitamina B_6 y C. De ahí el éxito de este suplemento nutricional para la tiroides. La dosis, para empezar, debería ser de 1 pastilla al día alejada de la comida. Si se requiere más dosis se pueden tomar 2 pastillas diarias, divididas durante el día.

Otros nutrientes específicos para el tratamiento del hipotiroidismo, a parte de los ya indicados para el tratamiento de la candidiasis que también son de vital importancia para la salud de la tiroides (ver *Tercera fase: equilibrio*) son:

Vitamina A

Es necesaria para la producción de tiroxina (T4).

Síntomas relacionados con la deficiencia de vitamina A:
- Alergias.
- Úlceras de boca.
- Escasa visión nocturna.
- Acné.
- Infecciones frecuentes.
- Piel seca.
- Diarrea.
- Cistitis recurrente.

Dosis óptimas: 7.500-20.000 u. i. con comida. Hay que tener en cuenta, si se está tomando un multinutriente, de la cantidad de vitamina A que éste contiene. No se deben superar los 20.000 u. i. sin supervisión de un terapeuta y durante más de dos meses. En ningún caso se deben utilizar estas dosis en caso de embarazo.

Yodo

Es un mineral componente de las hormonas de la tiroides. Si la dieta es deficiente en yodo, las hormonas tiroideas no se podrán producir en cantidades adecuadas.

Los síntomas y signos relacionados con la deficiencia de yodo son:
- Bocio.

- Agotamiento.
- Retardo en el crecimiento.
- Abortos espontáneos.

No suelo aconsejar suplementos de yodo ya que un exceso de este mineral puede ser tóxico. Sin embargo, en general, los suplementos multinutrientes normalmente aportan unos 100 mcg de este mineral, cantidad que considero suficiente. De todas formas, para asegurarse de conseguir unos niveles óptimos de yodo es importante consumir regularmente pescado, marisco y algas.

Selenio

Es necesario para la producción de la enzima diyodinasa, la cual se encarga de convertir la hormona T4 en T3.

Este mineral, además, protege a la tiroides del daño causado por los tóxicos producidos por la candidiasis.

El selenio trabaja en sinergia con el yodo.

Síntomas y signos relacionados con la deficiencia de selenio:
- Historia de cáncer en la familia.
- Signos de envejecimiento precoz.
- Cataratas.
- Presión sanguínea alta.
- Infecciones frecuentes.

170

- Debilidad muscular.

Dosis óptima: 200 mcg diarios, repartidos durante el día.

Coenzima Q10

La coenzima Q10 es un componente esencial de la mitocondria (centro de producción de energía) de las células de la tiroides. Así, esta sustancia cumple una excelente labor en casos de hipotiroidismo, ya que se utiliza para ayudar a la glándula tiroides a producir energía y llevar a cabo mejor su producción de hormonas.

Aunque el organismo puede sintetizar coenzima Q10, indudablemente puede aparecer una deficiencia de esta sustancia. Su deficiencia, además de afectar a la producción de energía de la tiroides, suele estar también relacionada con problemas cardiovasculares como son presión alta, cardiomiopatía, prolapso de la válvula Mitral, angina de pecho; problemas periodontales; diabetes; y severo agotamiento.

Dosis óptima: 50-150 mg diarios, repartidos en el desayuno y comida.

No hay que olvidar cuando se toman nutrientes específicos que es de vital importancia tomar como base un suplemento multinutriente, de lo contrario pueden aparecer desequilibrios nutricionales.

Una vez más, no todo el mundo con candidiasis e hipotiroidismo necesita tomar toda la lista de nutrientes

Suplementos nutricionales para el tratamiento del hipotiroidismo

- **Ela-Vites**
  1 o 2 pastillas al día, fuera de las comidas.
- **Vitamina A**
  Dosis: 7.500-20.000 u. i.
    (no utilizar nunca estas dosis en
    caso de embarazo.)
- **Yodo**
  Normalmente es suficiente con la dosis que incluyen los suplementos multinutrientes.
- **Selenio**
  Dosis: 200 mcg
- **Coenzima Q10**
  Dosis: 50-150 mg

Este tratamiento se deberá acompañar con un suplemento multinutriente completo.

mencionada. Es importante que un terapeuta con experiencia en el tema diseñe un tratamiento individualizado para cada persona.

No olvidemos el ejercicio físico, ya que éste estimula las secreciones de la glándula tiroides y aumenta la sensibilidad celular hacia las hormonas T4 y T3.

Conclusión

El tratamiento de la candidiasis requiere cuatro pasos esenciales: preparación; eliminación; equilibrio; y reparación. Cada uno de ellos debe diseñarse teniendo en cuenta las necesidades individuales de cada persona. O sea, el objetivo es tratar a la persona con candidiasis, y no simplemente la candidiasis.

Es bastante habitual que junto con la candidiasis se manifiestan otros cuatro desequilibrios comunes: síndrome del «colon irritable», parásitos, problemas de ansiedad, e hipotiroidismo. En el caso de que una persona sufra de candidiasis junto con parásitos, recomiendo que se empiece la dieta diseñada para el tratamiento de la candidiasis, pero antes de pasar a la segunda fase (el antifúngico), es aconsejable tomar el antiparasitario. Una vez que se ha llevado a cabo este paso, se puede seguir con las demás fases del tratamiento de la candidiasis.

Si la persona además de candidiasis sufre también de síndrome del «colon irritable», ansiedad y/o hipotiroidismo, se deberán seguir todos los pasos del tratamiento de la candidiasis, pero al llegar a los pasos *Ter-*

cera fase: equilibrio y *Cuarta fase: reparación*, se deberán tener en cuenta los nutrientes más importantes para cada uno de estos desequilibrios, y se deberá diseñar un tratamiento totalmente individualizado teniendo en cuenta estos nutrientes y las posibles deficiencias de la persona.

El tratamiento de la candidiasis crónica puede durar entre 3 y 8 meses. Hay expertos que opinan que por cada año de candidiasis crónica, se necesita un mes de recuperación. Yo he observado que es bastante acertada esta comparación.

Durante el tratamiento de la candidiasis se requiere paciencia y mucho apoyo al paciente. Es importante que los terapeutas conozcamos y entendamos bien esta enfermedad y su proceso curativo, porque nuestro apoyo es fundamental para la recuperación del paciente. Durante el tiempo que dure el tratamiento, es normal que hayan altibajos que lo desmotiven. Tenemos que avisarle de esto y de los síntomas que posiblemente empeoren en determinadas fases, para que ni se asuste ni crea que está retrocediendo. Es normal que durante este proceso se manifiesten emociones que, tal vez, hasta sorprendan al paciente. Por ejemplo, es bastante común que se exprese con rabia y que la compagine con tristeza.

Al final del tratamiento, la persona además de sentirse fabulosamente (según dicen, como nunca se habían sentido antes), también ha descubierto su tipo de alimentación ideal, la que le potencia la salud. Esto le servirá como prevención para evitar otra candidiasis, y muchos otros desequilibrios, en el futuro.

Creo que es muy positivo que la persona que ha sufrido de candidiasis saque provecho y aprenda de la enfermedad. De lo contrario, la sensación que deja ésta es de vacío y miedo a que se vuelva a repetir. Siempre les digo a mis pacientes que gracias a sus cándidas han aprendido tres cosas muy importantes: saber alimentarse, saber escucharse y conocerse mejor. Tres piezas clave, no solamente para prevenir una futura candidiasis, sino para conseguir una salud óptima.

Preguntas más frecuentes

En esta sección he escogido las preguntas más comunes que suelen hacerme los pacientes durante el tratamiento de la candidiasis crónica.

¿Es esta dieta para siempre?

Por supuesto que no. Esta dieta es una dieta terapéutica. O sea, la deberás seguir mientras dure el tratamiento para la candidiasis crónica. Sin embargo, la nutrición ortomolecular y sus tratamientos, no sólo reequilibran el organismo y mejoran la salud, sino que ayudan a reeducar los hábitos alimenticios. Eso significa que conforme tu organismo vaya encontrando su equilibrio interno, tus hábitos alimenticios también irán cambiando, y cuanto mejor te sientas, más te inclinarás instintivamente por una alimentación sana. Esto quiere decir que cuando hayas superado la candidiasis, te encuentres bien y puedas volver a «normalizar» tu dieta, seguramente tus gustos alimenticios habrán cambiado y no te apetezca volver a comer como antes. Esto es fantástico, es la auténtica prevención. Si volvieras a tomar una gran cantidad de dulces, lácteos y demás sustancias contraproducentes para tu salud, en poco tiempo podrías volver a desarrollar una candidiasis. Sin embargo, esto no ocurre. El cuerpo es sabio y cuando está en equilibrio, su instinto de supervivencia es impresionante, por eso, es muy raro que después de haber seguido este tratamiento regreses a hacer la misma vida que antes. Esto no quiere decir que jamás vuelvas a tener apetencia por unas galletas o un bocadillo, sin embargo, tu organismo sabrá muy sabiamente la cantidad y frecuencia con la que debes comer estas sustancias sin que se conviertan en una rutina y hábito, ni desequilibren tu salud.

En esta dieta antifúngica se recomienda tomar proteína en cada comida ¿no puede tener efectos secundarios en el organismo comer proteína tres veces al día?

En absoluto. Todo lo contrario. Es importante que al hablar de proteína hablemos de proteína de calidad. O sea, carnes y huevos biológicos, pescado fresco, frutos secos crudos y de buena calidad... La proteína es esencial para el organismo y sobre todo para un organismo en recuperación. Piensa que es la encargada de formar enzimas digestivas y metabólicas, hormonas, ayuda a reparar los tejidos dañados por la inflamación... Es absolutamente esencial que comas proteína diariamente, y especialmente cuando estás combatiendo una infección crónica como es la candidiasis. Con el tiempo, conforme te vayas recuperando, tu organismo te indicará de forma natural e instintiva en qué cantidad y frecuencia debes consumirla.

Si no puedo tomar lácteos ¿de dónde obtendré el calcio necesario para mis huesos?

La naturaleza nos proporciona calcio a través de muchas fuentes distintas, no solamente a través de los productos lácteos. Las investigaciones revelan que nuestros ancestros eran altos y tenían unos huesos y dientes formidables ¿Cómo lo consiguieron si no tenían vacas? Es cierto que la leche es muy rica en calcio, pero, por el contrario, no contiene magnesio, y este mineral es fundamental para el buen metabolismo del calcio en nuestro organismo. Hay muchas otras fuentes de calcio, más sanas, más absorbibles, y que a su vez también contienen magnesio. Éstas son, por ejemplo, los huevos, pescado, legumbres, frutos secos, semillas, vegetales de color verde oscuro, etc.

Hay muchas culturas que no usan los productos lácteos y que tampoco saben lo que es la osteoporosis. China no consume lácteos y apenas conoce esta enfermedad. Por el contrario, EE. UU., uno de los países más consumidores de lácteos, es también uno de los países con más índice de osteoporosis del planeta.

Otro punto a considerar ¿de dónde saca la vaca el calcio?... de la hierba que come. La gente tiene miedo a no tomar leche por una posible futura descalcificación, y en cambio, no saben que el azúcar (que tanto se consume, ya sea a través de azúcar de mesa, productos de bollería, refrescos, etc.) es uno de los grandes enemigos de nuestra salud ósea. Así, pues, hagamos como las vacas: comamos más vegetales, menos azúcares, y tendremos la cantidad de calcio que nuestro organismo necesita para estar sanos.

179

Con esta dieta antifúngica voy a estar sin comer fruta durante meses ¿no corro el peligro de sufrir deficiencia de vitaminas?

No, es cierto que la fruta contiene vitaminas indispensables para la salud, pero también las podemos encontrar en los vegetales. A cambio de comer fruta, aumenta el consumo de verduras y ensaladas. Un tomate o pimiento, por ejemplo, contiene muchísima más vitamina C que una naranja. Además, no olvides que vas a tomar suplementos nutricionales, que también te van a aportar nutrientes durante todos estos meses. Ten en cuenta que un alimento, por muy sano que sea, si en un momento dado potencia el desequilibrio del organismo, como ocurre con la fruta en el caso de la candidiasis, automáticamente pasa a ser un alimento no recomendable. De todas formas, en cuanto te sientas mejor, el primer alimento que intentaremos introducir en tu alimentación será la fruta. O sea, que en realidad, seguramente estarás únicamente un par de meses sin consumirla.

La única forma en que consigo regular mi intestino es comiendo un par de kiwies cada mañana. Sin embargo, si ahora dejo de comer fruta ¿cómo conseguiré regularme?

Ahora, con la dieta vas a comer más verdura y ensaladas y, también a beber bastante agua. Estos pasos te ayudarán a regular tu intestino. De todas formas, es muy posible que el estreñimiento que padezcas esté causado, principalmente, por la inflamación intestinal y el desequilibrio que irremediablemente causa una candidiasis intestinal, así que una vez que empieces a tratarla, es muy posible que el estreñimiento desaparezca. Si, por el contrario, al principio necesitaras una ayuda intestinal, existen productos muy eficaces para ayudar a regular el intestino sin causar irritación ni hábito.

Si durante el tratamiento, y hasta que éste empiece a surgir efecto, tengo irritación y molestias genitales ¿puedo usar algún remedio natural alternativo a las pomadas que me recomienda el médico?

Sí, por supuesto. Hay un aceite totalmente natural llamado «Oleum íntimo di Pompeia» (ver *Fuentes de información*) que contiene caléndula, árbol del té y aceite de germen de trigo, el cual tiene propiedades antifúngicas, antiinflamatorias, bactericidas y cicatrizantes. Puedes usarlo directamente sobre la zona o, si prefieres, puedes lavarte con agua en la que hayas diluido unas gotas de este delicado aceite. Hay personas que además lo utilizan como lubricante en sus relaciones sexuales, para evitar la irritación. Hay mujeres que combaten la sequedad vaginal, tan común cuando se sufre candidiasis crónica, con este maravilloso aceite.

En general, me cuesta mucho mantener la disciplina de tomar pastillas diariamente ¿puede haber algún efecto secundario si no tomo los suplementos nutricionales y los antifúngicos con regularidad?

No, no puede haber efectos secundarios. Sin embargo, y como ya te imaginarás, no obtendrás los resultados esperados. En los tratamientos de la nutrición ortomolecular, es muy importante la participación activa del paciente. O sea, los nutricionistas ortomoleculares no curamos, sino que ayudamos a que el paciente desarrolle sus propios métodos de curación: aquéllos que todos llevamos innatos en nuestra naturaleza. Para ello, la primera condición es que el mismo paciente se responsabilice de su salud (y también de su enfermedad). Por eso, es importante que tengas conciencia de que sin los nutrientes y antifúngicos, sin hacer cambios en tu alimentación, sin modificar ciertos hábitos de tu vida, y sin cierta disciplina (por lo menos al principio) va a resultar muy difícil conseguir una recuperación definitiva y una salud óptima. Por supuesto, las primeras semanas son las más duras, pero poco a poco, si te lo propones, el tratamiento empezará a formar parte de tu rutina y seguirlo te resultará muy fácil. En cuanto empieces a sentirte mejor, verás como no te costará hacer todo aquéllo que te mantiene sin síntomas y que te ayuda a recobrar tu salud.

Estoy siguiendo el tratamiento, pero mi dentista me ha aconsejado tomar antibióticos. Si me los tomo ¿retrocederé en el tratamiento y tendré que volver a comenzar de nuevo?

No, en primer lugar, es importante que te informes de si realmente es imprescindible la toma de antibióticos. Si te los han recomendado para prevenir una posible infección, es mucho mejor que optes por una solución natural. Si por el contrario, has desarrollado una infección importante, indiscutiblemente tendrás que tomarlos. En este caso, lo mejor es mantener la misma dieta antifúngica e incrementar la toma del antifúngico mientras tengas que tomar los antibióticos, y una vez terminados, es importante que tomes flora intestinal. Hay gente que toma la flora intestinal paralelamente al antibiótico. En mi opinión, esto es una pérdida de tiempo y dinero. No tendrás que empezar todo el tratamiento de nuevo, pero sí es posible que esta toma de antibióticos retrase un poco la mejoría o recuperación.

Debido a mi trabajo viajo continuamente y no tengo acceso a carne biológica, quinoa, algas ni alimentos especiales. ¿Puedo, de todas formas, seguir un tratamiento para la candidiasis crónica?

Sí, por supuesto que sí. La dieta antifúngica es posible seguirla aún comiendo en restaurantes. El truco está en escoger platos sencillos. Por ejemplo, en cualquier restaurante puedes conseguir verdura, ensalada, legumbres, carne, pescado o huevos. Es cuestión de que evites el pan, los platos condimentados con salsas de crema, los postres, el alcohol, etc. Lo único que tendrás que hacer es preguntar los ingredientes que llevan los platos y hacer algún que otro cambio, como por ejemplo, que la carne en vez de ir acompañada de patatas lleve pimientos o tomates. Si encuentras un camarero dispuesto a ayudarte, no tendrás ningún problema. Siempre puedes, por supuesto, viajar con un paquete de tostadas de centeno y una bolsa de frutos secos para completar la comida. La quinoa, algas y demás alimentos «exóticos» no son imprescindibles en el tratamiento de la candidiasis. Son, por el contrario, una opción distinta para aquellas personas que pueden o quieren experimentar con nuevos sabores. Los alimentos biológicos, por el contrario, sí creo que son una prioridad para la salud de todos (no sólo las personas con candidiasis). Sin embargo, es cierto que existe una realidad y es que la mayoría de los restaurantes no tienen esta opción. Puedes usar productos biológicos cuando estés en casa, y, por el contrario, cuando viajes adáptate a lo que hay fuera, pero siempre respetando la dieta antifúngica. Por ejemplo, puedes optar por el pescado en tus viajes, y comer carne biológica cuando estés en casa.

Siempre he oído y leído que los granos y cereales deben formar parte de una alimentación sana ¿por qué en este tipo de dieta se recomienda tomarlos con mucha moderación?

Porque el intestino de una persona con candidiasis crónica suele estar inflamado y la inflamación normalmente afecta las vellosidades intestinales que contienen disacaridasa, que son enzimas que ayudan a digerir los granos y cereales. Si una persona con candidiasis intestinal crónica ingiere regularmente estos alimentos, la digestión no se llevará a cabo adecuadamente, lo cual producirá fermentación. La fermentación, además de generar sustancias irritantes para la pared intestinal, también da origen al crecimiento de las cándidas. La pared intestinal se defiende de la inflamación y del excesivo crecimiento de las cándidas produciendo gran cantidad de mucosidad con el fin de lubricar sus paredes. La excesiva mucosidad intestinal impide, a su vez, el contacto de los alimentos con la pared intestinal y, por consiguiente, con las enzimas que ayudan en la digestión y absorción. El resultado es, una vez más, la excesiva fermentación. Por este motivo, es mejor no abusar de estos alimentos.

Soy vegetariano y mi consumo de proteínas suele provenir de la mezcla de granos y legumbres. Si los cereales no se recomienda tomarlos con asiduidad ¿cómo puedo obtener las proteínas que necesito?

Indiscutiblemente, una dieta vegetariana conlleva más complicaciones en el tratamiento de la candidiasis. Si no eres vegetariano estricto, te recomendaría que comieras bastante pescado, así como huevos, algas y tofu. Los granos que mezcles con legumbres, deberán ser los más suaves como la quinoa, amaranto y trigo sarraceno. De todas formas, a las personas vegetarianas les recomiendo enriquecer sus comidas con una proteína en polvo llamada «whey-to-go» (ver *Fuentes de información*). Es un producto excelente que se puede añadir a las comidas o tomar como batido con leche de soja o simplemente agua. Este producto viene en distintos sabores, sin embargo, es importante que utilices el «whey-to-go» con sabor a vainilla, porque es el único que no lleva edulcorante.

Fuentes de información

Creo importante mencionar que a pesar de nombrar marcas, no recibo comisiones, ni ningún tipo de beneficio por parte de las compañías que fabrican dichos productos. Si los menciono es porque creo que son los mejores productos que he encontrado hasta ahora, y los que mejor resultado han dado en los tratamientos de mis pacientes. Por ello, estoy encantada de compartir mi experiencia con cualquier persona que desee tomar una postura activa respecto a su salud.

Proveedores de los productos recomendados

El Yeast Cleanse y el Liver Cleanse de la marca Solaray se distribuyen a través de SM Importador de Productos Dietéticos, Barcelona. Su teléfono: 937 205 269.

El Candida Forte y el Ela-Vites de la marca Nature´s Plus se distribuyen a través de Nature Import, Barcelona. Su teléfono: 937 123 870.

El Fémina Flor de la marca Sura Vitasan lo distribuye la misma compañía Sura Vitasan. Su teléfono: 943 528 996.

El Exspore y el Wormwood and Black Walnut Formula de la marca Nutri los distribuye Laboratorios Gradiex, Madrid. Su teléfono: 917 263 961. Su distribuidor en Cataluña es Companya General de Productes Naturals, Barcelona. Su teléfono: 652 948 603.

El «whey-to-go» de la marca Solgar lo distribuye la misma compañía Solgar. Su teléfono: 916 377 412.

El «Oleum íntimo di Pompeia», lo distribuye F. de Pompeia. Su teléfono: 935 552 381.

Proveedores de alimentos biológicos (envíos a domicilio)

BioSpace, en Barcelona, es un supermercado de alimentos biológicos. Tienen una excelente carnicería biológica y hacen envíos de pedidos a domicilio (a cualquier parte de España). Su teléfono: 934 531 573. www.bioespacio.com

Recapte, en la provincia de Lérida, suministran exquisitas frutas y verduras a domicilio (cualquier parte de España). La calidad es excelente. Su teléfono: 973 379 139. www.recapte.com

Menal, en Lérida, es una carnicería familiar biológica. Vende carne deliciosa. Hacen envíos de pedidos a domicilio. Su teléfono: 973 202 613.

Ecoviand de Brugarolas, en la provincia de Barcelona, distribuye a domicilio (a cualquier parte de España) carne de producción propia, y otros alimentos biológicos. Su teléfono: 938 624 700.

Bibliografía

ATKINS, ROBERT; *Dr. Atkins vita-nutrient solution*, Pocket Books, 2002.
— *Dr. Atkins's age-defying diet revolution*, St. Martin's Press, 2000.

BRALY, JAMES; *Dr. Braly's food allergy & nutricion revolution*, Keats Publishing, 1992.

BUDD, MARTIN L.; *Low blood sugar*, Thorsons, 1984.

CERVERA, CALA H.; *Nutrición ortomolecular*, Art Enterprise, 2000.

CHAITOW, L. y TRENEV, N.; *Probiotics*, Thorsons, 1990.

CHAITOW, LEON; *Candida Albicans*, Thorsons, 1985.
— *Thorsons guide to amino acids*, Thorsons, 1991.

CROOK, WILLIAM G.; *The yeast connection handbook*, Professional Books, 1997.

ERASMUS, UDO; *Fats that heal, fats that kill*, Alive Books, 1995.

ERDMANN, R., JONES, M., *The amino revolution*, Century Hutchinson, 1987.

FULLER, DICQIE; *The healing power of enzymes*, Forbes Custom Publishing, 1998.

GOTTSCHALL, ELAINE; *Breaking the vicious cycle*, Kirkton Press, 1998.

HILLSON, ROWAN; *Thyroid disorders*, Positive Health Guide, 1993.

HOFFER, A. y WALKER, M., *La nutrición ortomolecular*, Ediciones Obelisco, 1998.

HOLFORD, PATRICK; *La biblia de la nutrición óptima*, Ediciones Robinbook, 1999.

HOWELL, EDWARD; *Enzyme nutrition*, Avery Publishing Group, 1985.

KENTON, LESLIE; *The X factor diet*, Vermilion, 2002.
— *Age power*, Vermilion, 2002.

KILMARTIN, ANGELA; *Candida*, Bloomsbury, 1995.

LANGER, S. E. y SCHEER, J. F.; *Solved: the riddle of illness*, Keats Publishing, 1995.

LIGHT, MARILYN, *Hypoglycemia*, Keats, 1983.

LIPSKI, ELIZABETH; *Digestive Wellness*, Keats Publishing, 1996.

MURRAY, M., y PIZZORNO, J.; *Encyclopedia of natural medicine*, Macdonald Optima, 1990.

MURRAY, MICHAEL T.; *Chronic candidiasis. The yeast syndrome*, Prima Publishing, 1997.
— *Encyclopedia of nutricional supplements*, Prima Health, 1996.

PITCHFORD, PAUL; *Healing with whole foods*, North Atlantic Books, 1993.

ROBERTS, ARTHUR J. *et al.*; *Nutricéuticos*, Ediciones Robinbook, 2003.

ROGERS, SHERRY A.; *Tired or toxic?*, Prestige Publishers, 1998.

SELYE, HANS; *The stress of life*, The McGraw-Hill Companies, 1984.

TERRASS, STEPHEN; *Candidiasis*, Ediciones Tutor, 1996.

TRATTLER, ROSS; *Better health through natural healing*, Thorsons, 1987.

WHITE, ERICA; *Beat Candida Cookbook*, Thornsons, 1999.

WILLIAMS, ROGER J.; *Biochemical individuality*, Keats, 1998.

WOLCOTT, W. y FAHEY, T.; *The metabolic typing diet*, Broadway Books, 2000.

YUDKIN, JOHN; *Pure, white and deadly*, Penguin Books, 1986.

Índice

191

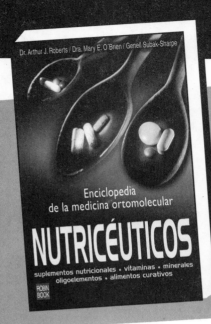

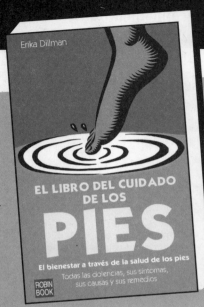
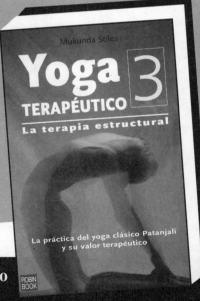